新型コロナから
再生する
自治体病院

～成功事例から学ぶ
経営改善ノウハウ～

城西大学経営学部教授

伊関 友伸 著

ぎょうせい

は じ め に

　2020年は、後世の歴史において新型コロナウイルス感染症が蔓延した年であると記憶されるであろう。新型コロナウイルス感染症は、その中心地を中国から米国、欧州、中南米、アフリカなどに移しながら拡大。わが国を含めて、全世界の人々の生命や生活に深刻な影響を与えてきた。

　本書は、世界的に蔓延する新型コロナウイルスに対して、わが国の政府や地方自治体、医療機関がどのように対応してきたのか。特に、全国の自治体病院がどのように対応したのか。今回の新型コロナウイルスの蔓延の経験を踏まえて、これからの自治体病院のあり方はどのようにあるべきなのかについて議論を行うことを目的としている。

　新型コロナウイルスの蔓延に対して、全国の自治体病院は積極的に患者の受け入れを行った。筆者は、行政機関の本質について、「社会問題を解決すること」にあると考えている。地方自治体の設置する行政機関である自治体病院は、医療を提供する以外に、地域の抱える社会問題を解決するという役割が存在する。今回の自治体病院の活躍は、まさに地域の社会問題を解決するという自治体病院の本質を具現したものであると考える。

　本書は、2019年12月に（株）ぎょうせいから出版した『人口減少・地域消滅時代の自治体病院経営改革』に続く著作である。前著は、自治体病院の経営について体系的に整理した本であったが、出版直後に新型コロナウイルスの蔓延が発生した。本書では、新型コロナウイルスの蔓延に対して自治体病院が果たした役割を中心に、最新の自治体病院の経営に関する情報を盛り込んで記述を行っている。

　本論では、第1章において、新型コロナウイルスと自治体病院の関係について記述している。新型コロナウイルスの蔓延に対して、自治体病院がどのように対応したかについてデータを元に分析をしている。第2章では、国・地方自治体で懸案の一つとなっている新型コロナウイルスに対する病床確保政策について記述を行った。第2章の後半では都市部

の10の都道府県における事例分析を行っている。分析は、筆者が集めた情報を元に行っており、情報にばらつきがあり、粗い分析であるが、自治体間の比較分析を行っていることは目新しいと考えている。10の自治体それぞれが置かれた医療提供の体制の状況は全く異なっていることが分かる分析となっている。

第3章は、自治体病院の経営に大きな影響を与える総務省の政策について分析している。また、第4章は、厚生労働省の進める地域医療構想についての分析を行っている。第3章と第4章は、総務省や厚生労働省が、現在の政策に至っている経緯と新型コロナウイルスの蔓延が現在の政策にどのような影響を与えているかについて、最新の情報を盛り込みながら分析を行っている。第5章は、新型コロナウイルスの蔓延が終息した後のアフターコロナの時代における国の医療政策や自治体病院の医療のあり方について議論を行っている。

第6章では、自治体病院再生の具体的なケーススタディとして、筆者が関わっている香川県の三豊市立永康病院（2022年春の新病院への新築移転により「みとよ市民病院」に名称変更の予定）の事例について議論を行った。自治体病院の再生のためには、抽象的な理念だけを語っても限界がある。具体的な事例について議論を行うことが必要と考え、文字数を割いて分析を行った。これまでの地方自治体関係の書籍では、ほとんど論文化されることがなかった病院建築と人事担当課の職員定数問題に関して詳しく論考している。特に、職員定数問題については、人事担当課に対してこれほど厳しく分析した書籍はないと考えている。本来では実名ではなく匿名で書くべきものであるかもしれないが、全国の多くの自治体病院で、不勉強な人事担当課による職員定数の抑制が深刻な影響を与えている現状に鑑み、あえて実名の公表による記述に踏み切っている。本ケースは全国の人事担当課の職員にとって、極めて不愉快な記述となっている。人事課は、地方自治体の組織において財政課と並ぶ庁内権力を持つ存在であり、自らの行う人事政策が人の命を奪う可能性のある重いものであることを認識していただくため、あえて自治体の実名

を挙げた「超辛口」の論述となっている。なお、自治体の実名によるケーススタディの公表について了解をいただいた山下昭史三豊市長には、英断に感謝すると共に、心から敬意を表させていただくものである。本ケースのような事例は三豊市の人事担当課だけではなく、全国の多くの自治体で行われていることであり、単に表に出ていないだけのことであることは指摘させていただきたい。

さらに、わが国の感染症政策の歴史について4つのコラムにより、論考を行っている。

今回の新型コロナウイルスの蔓延に対しての保健所や衛生研究所などの行政機関の機能不全も、地方自治体の現場の実情や危機対応を考えない機械的な人員抑制、予算抑制の結果生じたものであった。人事担当課や財政担当課などのいわゆる「官房セクション」の具体的な問題点を指摘する意味で、時宜を得た論述であるとも考えている。なお、現時点で、市立永康病院は、病院建物の老朽化と職員定数の抑制の結果、新型コロナウイルスの患者の受け入れができない状況にある。次の新興感染症の蔓延の時に患者を受け入れることのできる病院にするには何が必要かという視点でお読みいただきたいと考える。

本書を校正している2021年8月16日現在、新型コロナウイルスは第5波が猛威を振るっている。新型コロナウイルスに対して、ワクチン接種は非常に高い効果を示している。実際、国・地方自治体の努力で65歳以上の高齢者の大多数はワクチン接種を済ますことができた。しかし、これまでの新型コロナウイルスに比べて伝染力が格段に強いデルタ変異種は、ワクチン接種が済んでいない50歳代以下の層で急速に感染を拡大し、医療現場は再び崩壊の危機に直面している。新興感染症の怖さを改めて感じている。

ある程度、新型コロナウイルスが一段落してから本書を出版する予定であったが、見込みが外れてしまった。本書の論述は、今回の新型コロナウイルスの終息までに起きたことを全て網羅するものではなく、場合によっては記述が不足する可能性があることを予めお詫びしておきた

い。

　今回の本の執筆もであるが、筆者の置かれた研究環境から、データの収集、分析、論考は全て筆者一人で行っている。新型コロナウイルス感染症のような、現在進行している事例に関して、膨大な最新情報を集め、整理することは筆者の能力を超える作業であった。データの収集や分析の誤りは全て筆者の能力の不足によるものである。

　筆者は、今回の新型コロナウイルス感染症の蔓延は、わが国の医療機関に関する課題を浮かび上がらせたと考えている。新型コロナウイルス感染症の蔓延の後も、新しい新興感染症が蔓延する可能性は高い。さらに、わが国に今後確実に到来する本格的少子高齢化の時代においては、医療提供能力を超えた医療・介護の需要が生じることが予想され、今回の新型コロナウイルス感染症以上の混乱を医療現場にもたらす可能性があると考えている。新型コロナウイルス感染症の蔓延の経験を踏まえ、これからのわが国の医療体制のあり方を考えるべきと考える。本書が、わが国のこれからの医療を良くしていくために、少しでも参考になれば幸いである。

　2021年9月

　　　　　　　　　　　城西大学経営学部教授　　伊関　友伸

目　　次

はじめに

第1章　新型コロナウイルス感染症と自治体病院 ……………… 10

1　深刻な被害を与える新型コロナウイルスの蔓延　10

2　逼迫する病床　12

3　自治体病院と新型コロナウイルス感染症　16

4　どのような形で患者を受け入れたのか　18

5　新型コロナウイルス感染症の受け入れで
　　どのようなことが起きたか　22

6　第1波における医療機関の経営赤字　24

7　財源的に見た新興感染症対応への自治体病院と
　　民間病院の役割　27

8　高まる自治体病院への評価　28

9　自治体本体の財政悪化　29

10　新型コロナウイルス蔓延の中での自治体病院の
　　経営形態見直し　30

11　次なる備えの必要性　31

コラム1　戦前の自治体（公立）病院の歴史と感染症　33

第2章　新型コロナに対する国・地方自治体の
　　病床確保政策 ……………………………………………………… 38

1　新興感染症と医療機関　38

2　国・地方自治体の病床確保策はどのように動いたのか　40

3　なぜわが国の病床が逼迫するのか　41

4　なぜわが国は民間病院の病床数が多いのか　43

5　民間病院批判をどのように考えるか　45

6 国・都道府県はどのようにして
新型コロナウイルス感染症の病床を確保したのか　46

7 具体的な都道府県の病床確保政策　52

コラム2　戦後の保健所行政　75

第3章　総務省の自治体病院政策と新型コロナウイルス ……… 83

1 「旧公立病院改革ガイドライン」の策定　83

2 公立病院に関する財政措置のあり方検討会　86

3 新たな公立病院改革ガイドライン　87

4 地域医療の確保と公立病院改革の推進に関する
調査研究会　90

5 新型コロナウイルスの蔓延を踏まえた総務省の
自治体病院政策　91

第4章　厚生労働省の進める地域医療構想と
新型コロナウイルス ……………………………………… 99

1 国の進める地域医療構想とは　99

2 厚生労働省「医療計画の見直し等に関する
意見のとりまとめ」　102

3 経済財政運営と改革の基本方針2017　103

4 厚生労働省医政局「地域医療構想の進め方」　103

5 経済財政運営と改革の基本方針2018　104

6 新経済・財政再生計画改革工程表2018　105

7 自治体病院は果たして非効率か？　106

8 公的医療機関の九原則　108

9 経済財政運営と改革の基本方針2019　110

10 民間病院から自治体病院のあり方に対して厳しい指摘　111

11 再検証要請の実名公表による混乱　112

12 病院現場の不安と動揺、NHKニュースウオッチ9での
コメント　114

13　厚生労働省の対応に批判　115

14　再検証要請424病院の公表の問題点　117

15　再検証要請病院と新型コロナウイルス　119

16　地域医療構想、公立病院改革ガイドラインと精神病床　120

17　病院の統合・再編の必要性　124

18　医師の働き方改革　125

19　一方的な論理の押しつけはかえって地域医療を
　　壊すことにつながる　128

20　自治体の手上げ方式の有効性　129

21　地域医療構想と新型コロナウイルス　130

22　2020年12月15日医療計画の見直し等に関する
　　検討会報告書　133

23　2021年５月成立医療法等の一部を改正する法律案
　　（衆議院委員会参考人意見陳述）　135

24　再検証要請の撤回について　138

コラム３　地域の保健・医療・介護政策と地方分権　139

第５章　アフターコロナの時代の自治体病院 ························· 145

1　アフターコロナの医療政策
　　（経済財政運営と改革の基本方針2021）　145

2　現時点における新型コロナウイルスの医療体制
　　（緊急的な患者対応方針）　149

3　どのように新興感染症の医療体制や病床を
　　確保していくのか　152

4　アフターコロナの地域社会とは
　　―本格的少子高齢社会の到来　154

5　本格的少子高齢化と新型コロナウイルスの蔓延を踏まえた
　　これからの自治体病院　157

6　病院の統合再編と病院間の連携　158

7　厚生労働省「病床機能再編支援事業」　158

8 古い病院建物の建替え、個室対応　160

9 医療者と住民（患者）のコミュニケーションの断絶　161

10 試練の時代を迎えるわが国の医療　163

コラム4　保健所に対する行政改革と保健所の
必置規制の議論　163

第6章　アフターコロナの時代の中小自治体病院再生
—三豊市立永康病院のケース ······················· 170

1 アフターコロナの時代の自治体病院再生　170

2 老朽化する病院建物　171

3 市立永康病院の経営状況　172

4 三豊市議会調査特別委員会の活動　175

5 三豊市議会講演会における筆者の提案　177

6 病院新築と経営改革の2本立ての改革　178

7 基本全室個室ローコストの病院を移転新築する　179

8 122床で総事業費40億円を目指す　180

9 市民ワークショップ　186

10 個室へのトイレの設置　188

11 施工予定者選考プロポーザル　190

12 職員アメニティと新型コロナウイルス対策　193

13 病院の経営再生に取り組む　194

14 地域連携推進ワーキンググループ　197

15 電子カルテとAI問診システム導入　198

16 経営改善ワーキンググループ　199

17 新型コロナウイルスの蔓延への対応　200

18 三豊市総務部人事課との徹底的な議論　202

19 硬直的な人事政策が病院にどのような影響を
与えてきたのか　204

20 定数は増えたのに採用はしてはいけないという不条理　206

21　事務職の職員配置についての不条理　211

22　看護部職員の内示問題　213

23　三豊市人事課の人事について理論的に考える　214

24　大幅な職員採用が病院経営にどのような効果を
　　生じさせたか　218

25　看護師増員等による経営改善効果　219

26　精神科病棟の再生に向けた取組　222

27　経営改善タスクフォース　223

28　医療再生の最後のピースとしての医師招へい　224

おわりに

第1章
新型コロナウイルス感染症と自治体病院

1 深刻な被害を与える新型コロナウイルスの蔓延

　新型コロナウイルス感染症の流行により、世界は歴史的な危機に直面している。わが国においても、図表1－1のとおり、2020年1月15日に最初の新型コロナウイルス感染者が確認された後、3月下旬以降感染が急速に拡大した。4月7日には、新型インフルエンザ等対策特別措置法に基づく緊急事態宣言が発令された（第1波と呼ぶ）。一度は感染者が大幅に減少し、5月25日には全ての自治体で宣言解除されたものの7月になり感染者が再び急増し、感染者数は第1波をはるかに上回った（第

図表1－1　新規陽性者数の推移（2021年8月14日現在）

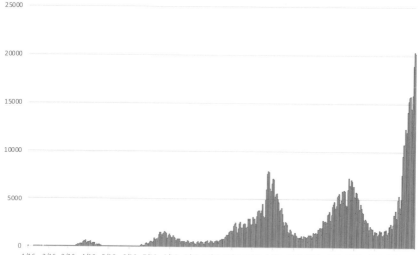

NHK特設サイト「新型コロナウイルス」データより作成

２波と呼ぶ）。さらに11月に入り感染者は急激に増加の傾向を示し、2021年１月８日の１日の感染者数は7,844人と過去最高となった（第３波と呼ぶ）。医療機関の病床が逼迫したこともあり、政府は同日、１都３県を対象に２回目の緊急事態宣言を発令した。さらに１月13日には７府県が追加されている。その後、感染者数は減少の傾向をみせ、３月７日には６府県の緊急事態宣言が解除された。３月18日には残った１都３県の緊急事態宣言が解除された。

　同じ３月18日に、政府新型コロナウイルス感染症対策本部が「緊急事態宣言解除後の新型コロナウイルス感染症への対応」を公表。３月27日には、厚生労働省が、緊急事態宣言解除の措置として、感染者数の大幅増（今冬の２倍程度）を想定した体制確保について都道府県に検討と報告を求めた。

　２回目の緊急事態宣言解除の直後ごろから大阪府、兵庫県、宮城県の３府県では感染者が増加の傾向を見せる。特に大阪府、兵庫県では、感染力や重症化の割合の高い変異ウイルスN501Yの蔓延が拡大する。

　４月５日には、大阪府、兵庫県、宮城県の３府県に新型コロナ特措法に基づく「まん延防止等重点措置」の適用がされ、同12日に東京都、京都府、沖縄県、同20日から埼玉県、千葉県、神奈川県、愛知県に「まん延防止等重点措置」の適用がなされた（第４波と呼ぶ）。

　大阪府や兵庫県など関西圏での変異ウイルスN501Yの蔓延が深刻となり、４月12日には重症患者用として確保を見込む病床の使用率が90.6％となり、重症病床の増床に協力するよう大学病院をはじめとする約60の基幹病院に緊急要請が行われる（毎日新聞）。４月25日東京都、大阪府、兵庫県、京都府を対象に３回目の緊急事態宣言が発令されている。５月12日に愛知県と福岡県、16日に北海道、岡山県、広島県、23日に沖縄県に緊急事態宣言が発令された。

　変異ウイルスN501Yが猛威を振るった第４波も５月末から６月にかけて一度落ち着きを見せる。新型コロナウイルスに対して確実な効果を示しているワクチンは、２月17日に国内医療関係者に対して、４月12日には65歳

以上の高齢者への接種が開始された。当初は、輸入されるワクチンの数量、その後接種のマンパワー不足がボトルネックとなったが、その後は、国・地方自治体や医療関係者の努力により、2021年8月9日現在の65歳以上の高齢者における1回以上接種者が87.6％、2回接種完了者が81.6％に達する。ワクチン接種をした高齢者の新型コロナウイルスの感染は大幅に減った。しかし、感染力の強いデルタ変異種への置き換わりにより、ワクチン接種を行っていない50歳代以下の年齢層への感染が爆発し、8月13日には感染者が2万人を超え、過去最大を記録する。本項目を執筆している8月16日現在、第5波の終息は見通せない状況にある。

2　逼迫する病床

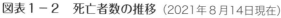

　新型コロナウイルス感染症が蔓延した結果、医療機関は病床の逼迫に直面した。図表1−2は、新型コロナウイルス感染による死亡者数の推

図表1−2　死亡者数の推移（2021年8月14日現在）

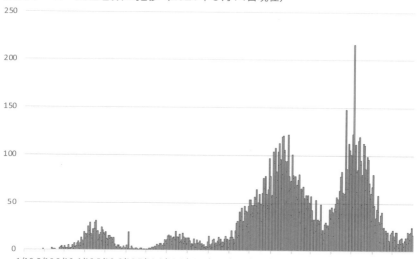

NHK特設サイト「新型コロナウイルス」データより作成

移である。第３波や第４波から見ると第１波の死亡者は少ないが、第１波の時は新型コロナウイルス感染症の治療は手探りの状態であり、マスクや個人用防護具、消毒液などの不足などもあり、患者を受け入れた医療機関の負担は大きかった。第３波は、感染者が圧倒的に多かったこともあって、第１波、第２波をはるかに超える死亡者数となった。さらに、第４波においては、変異ウイルスN501Yが関西地方の府県のほか、北海道、愛知県、岡山県、広島県、福岡県、熊本県、沖縄県などで猛威を振るい、死亡者は第３波を超えて過去最大になった。第３波においても深刻な病床不足が発生したが、第４波では一部の地域において第３波を大きく超える深刻な病床不足が発生した。図表１－３は、2021年５月５日時点の都市部の都道府県の入院者数・確保病床数・使用率等の比較グラ

図表１－３　都市部の自治体の2021年５月５日（第４波）時点の入院者数・確保病床数・使用率等

都道府県	入院者（入院確定含む）			うち重症			宿泊療養	自宅療養	社会福祉施設等療養
		確保病床	確保病床使用率		確保病床	確保病床使用率			
埼玉県	683	1,543	44%	41	159	26%	353	1,170	0
千葉県	408	1,361	30%	19	92	21%	294	620	0
東京都	2,203	5,594	39%	457	1,207	38%	1,465	2,092	59
神奈川県	504	1,790	28%	51	199	26%	368	1,087	7
愛知県	674	1,215	55%	34	126	27%	300	2,347	0
京都府	317	469	68%	37	86	43%	252	1,009	0
大阪府	2,051	2,466	83%	483	601	80%	1,790	13,423	0
兵庫県	736	935	79%	84	118	71%	429	1,532	0
福岡県	585	940	62%	35	136	26%	774	2,004	91
合計	14,927	32,387		1,549	4,539		10,170	28,823	342

厚生労働省「新型コロナウイルス感染症患者の療養状況、病床数等に関する調査結果（2021年５月５日時点）」を筆者が改変

フである。変異ウイルスN501Yが蔓延する大阪府において病床の逼迫が著しい状況にある。入院病床利用率83％、重症者病床利用率80％に達し、自宅療養者は13,423人に及ぶ。重症者の受け入れ病床は利用率が80％台でも実質患者を受け入れる余力はなく、中等症・軽症の患者が入院している病院で患者が重症化しても転院ができない（日本経済新聞　4月17日重症化「転院80人待ち」大阪、中等症病床も逼迫使用率7割に迫る）、自宅療養をしていた高齢の感染者が重症化しても受け入れる病床がなく、死亡する例が相次いでいる（コロナ入院待機中の高齢者自宅などで死亡相次ぐ大阪や兵庫NHK2021年5月5日）。5月11日には1日としては過去最多となる55名の死亡者が出ている。死亡者の一定数は、病床逼迫により十分な医療を受けることができず、重症化して死亡したと考えられる。その他の地域でも、感染者が急増し、病床が逼迫しつつある地域は多い。

　感染力の強いデルタ変異種が蔓延する第5波においては、65歳以上の高齢者のワクチン接種が進んだことから死亡者数は減少している。しかし、感染者の絶対数が多いことから重症者数は第4波を超える勢いとなっている。本稿を執筆している8月16日現在、感染者が激増している首都圏の医療現場では、第4波の関西地方と同様に重症者や中等症の患者の受け入れ病床が埋まり、症状が悪化しても入院ができず自宅に待機せざるを得ない患者が大量に発生している。医療崩壊と言わざるを得ない状況にある。

　地方の病院でも感染者が急増するとたちまち感染症の受け入れ病床は逼迫する。特に感染力が強く重症化しやすい変異ウイルスにおいては、その傾向が顕著になっている。例えば、筆者が経営再生に協力している北海道中標津町の町立中標津病院では、2021年4月の下旬から町内で感染者が急増した。町立中標津病院は北海道道東のセンター病院であり、2021年5月時点で新型コロナウイルスの入院病床10床を有していた（同年6月より16床に増床）。2021年4月末から中標津町内や周辺の自治体で新型コロナウイルスの感染患者が急増した。図表1－4は、5月に入っ

図表１－４　町立中標津病院の新型コロナ入院患者数の推移　　　単位：人

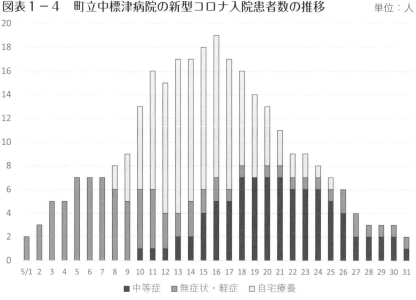

北海道中標津町町立中標津病院資料

てからの町立中標津病院の新型コロナウイルスの入院患者の推移である。最初は軽症・無症状の患者が急激に増加し、５月10日以降は中等症の患者が増加する。病床を確保するために軽症・無症状の患者は自宅療養に切り替えたが、中等症の患者で10床の新型コロナ病床の７床が埋まる状況になった。中等症の患者は高齢者は少なく、壮年層が中心で、回復に時間がかかった。第４波における町立中標津病院の新型コロナウイルスの入院患者は、職員の献身的な努力により６月12日に全ての入院患者が退院した。しかし、第５波において、７月12日に再び入院患者を受け入れ、８月11日現在９人（うち中等症１人）の患者が入院している。町立中標津病院においてボトルネックになったのが看護職員数であった。筆者が、2020年２月に町立中標津病院の経営再建に協力を始めてから職員の雇用確保、待遇の改善に努めており、看護職員数も少しずつ増加の傾向にあったが、新型コロナウイルスの患者増は努力をはるかに上

回るものであった。医療の脆弱な地方においては新型コロナウイルスの
感染者の拡大は、すぐに地域の医療の逼迫につながる。感染者が急増す
れば、いつ医療崩壊が起きてもおかしくないのが、現在のわが国の医療
の置かれた状況である。

3 自治体病院と新型コロナウイルス感染症

　今回の新型コロナウイルス感染症への対応において、自治体病院はど
のような役割を果たしたのか。図表1−5は、新型コロナウイルス感染
症が蔓延する前の2019年4月現在の経営主体別感染症指定医療機関の病
床数の表である。第一種感染症指定医療機関の病床の60.1%、第二種指
定医療機関の感染症病床の68.0%は自治体病院の病床である。国立病院・

図表1−5　経営主体別感染症指定医療機関の病床数（2019年4月）

	病床数	大学	国立	自治体設置	公的	その他	自治体割合	国公立・公的割合
特定感染症指定医療機関	10	−	4	4	2	−	40.0%	100.0%
第一種感染症指定医療機関	103	24	4	62	13	−	60.1%	76.6%
第二種指定医療機関感染症病床	1,758	41	106	1,197	275	139	68.0%	89.7%
第二種指定医療機関結核病床	3,502	114	1,228	1,426	83	651	40.7%	78.1%
第二種指定医療機関一般または精神病床	436	17	133	120	97	69	27.5%	80.2%

大学は公立大学除く、国立はJCHO・労災含む、自治体には公立大学含む、公的は自治体除く、その他に共済含む

厚生労働省HP「感染症指定医療機関の指定状況（平成31年4月1日現在）」より作成
https://www.mhlw.go.jp/bunya/kenkou/kekkaku-kansenshou15/02-02.html
2020年4月22日閲覧

公的病院を含めれば、第一種感染症指定医療機関の病床の76.6％、第二種指定医療機関の感染症病床の89.7％が公的な性格を持つ病院の病床となっている。感染症指定医療機関の病床において、自治体病院の病床数の割合が非常に多いことが分かる。感染症対策が行政の責務であり、政策を展開する上で連携を期待出来ること、医療上のリスクがあり、不採算な医療であることから、国の財源に地方財源を組み合わせて運営される自治体病院が感染症病床を持つことは合理的と考える。

　実際、自治体病院は、新型コロナウイルスの患者を相当数受け入れてきた。第１波の始まりから、患者が突然に重症化し死亡するという未知の感染症の恐怖との闘い、手探りの治療法に悩みながら自治体病院は患者を受け入れる。第１波のピークになると増大する患者に対するベッドの不足、多数の人手が必要となる患者対応、マスクや防護服、消毒液などの不足に悩まされながらも、自治体病院の使命として積極的に患者を受け入れた。

　第１波が収まった直後の2020年６月９日の第201回国会厚生労働委員会において、吉田学厚生労働省医政局長は、「G―MIS（新型コロナ感染症医療機関等情報支援システム）によりますと、全病院で、新型コロナ受け入れ医療機関、実績がありますところは、G―MISに登録していただいている報告医療機関6,922のうち922ございます。そのうち公立・公的医療機関として私どもが把握をしているものが637医療機関というところでございます（筆者注：報告医療機関の69％を占める）」という旨の答弁を行っている。

　図表１－６は、厚生労働省が公表した、第３波の始まる前である2020年10月７日から第３波の新規感染者数のピークに近い2021年１月６日までの公立（自治体）、公的等、民間病院別の新型コロナ入院患者数の推移のグラフである。１月６日現在の自治体病院の患者受け入れ数は3,668人で、総受入数11,446人の約32％に達する。さらに、図表１－７の病院別の人工呼吸器等使用患者数（重症患者に相応する）の推移のグラフでは、同日の自治体病院の受け入れ数は315人で、総受入数564人の約56％

図表１－６　公立・公的等・民間病院別日別新型コロナ入院患者数の推移

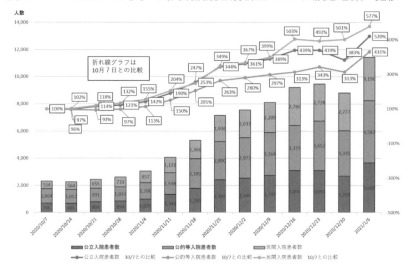

厚生労働省「医療機関の新型コロナウイルス感染症患者の受入状況等について（補足資料）」

※　新型コロナ患者入院患者数　　G-MISで報告のあった、新型コロナウイルス感染症患者の入院患者数
※　公立・・・新公立病院改革プラン策定対象病院　　公的等・・・公的医療機関等2025プラン策定対象医療機関　　民間・・・公立・公的等以外

に達している。全国の病院数に占める自治体病院の数は11.1％、病床数
に占める自治体病院の病床数は14.4％（2019年医療施設調査）に過ぎず、
自治体病院が積極的に重症者を含めた新型コロナウイルスの患者を受け
入れていることが分かる。

4　どのような形で患者を受け入れたのか

　自治体病院は、どのような形で新型コロナウイルス感染症患者や疑い
例の患者を受け入れたのか。全国自治体病院協議会は、会員病院へアン
ケート調査を行った。アンケートは３回にわたり行われた（第１回2020
年３月24日〜31日、第２回４月13日〜24日、第３回６月17日〜30日）。
第３回のアンケートでは、第１波時点での自治体病院の新型コロナウイ
ルス感染症への対応の状況を調査したもので、アンケートは、867の会

図表1－7　公立・公的等・民間病院別人工呼吸器等使用新型コロナ患者数の推移

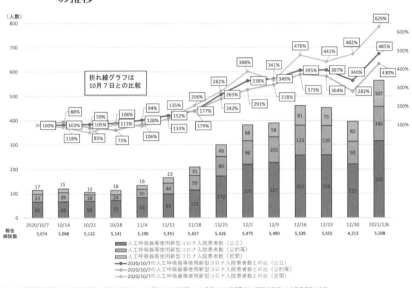

厚生労働省「医療機関の新型コロナウイルス感染症患者の受入状況等について（補足資料）」

員病院に対し、5月31日までの新型コロナウイルス感染症の対応状況、課題、今後のあり方に関して調査を行った。471病院（54.3％）から回答が得られた。図表1－8は、自治体病院の規模別の新型コロナウイルス感染症の入院患者の受け入れ状況のグラフである。受け入れ病院が219病院（46.5％）で、病床規模別に見ると500床以上が64病院（90.1％）で最も高く、次いで300床台が47病院（78.3％）と続き、99床以下でも12病院（11.1％）が受け入れている。

　図表1－9は、第2回調査における、新型コロナウイルス感染症疑い患者の数である。疑い患者のいる病院は、中小規模の病院でも多く、99床以下で33病院（回答病院の67.3％）341人、100床台で44病院（回答病院の77.2％）888人を受け入れている。地域住民の生命を守る医療機関

図表1－8　自治体病院の規模別入院患者受入状況

【 種類・病床規模別 】	回答病院数	受入病院		未受入病院		無回答	
全　　体	**471**	**219**	**46.5%**	**249**	**52.9%**	**3**	**0.6%**
一般病院	446	216	48.4%	227	50.9%	3	0.7%
99床以下	108	12	11.1%	95	88.0%	1	0.9%
100床台	111	31	27.9%	78	70.3%	2	1.8%
200床台	50	28	56.0%	22	44.0%	0	0.0%
300床台	60	47	78.3%	13	21.7%	0	0.0%
400床台	46	34	73.9%	12	26.1%	0	0.0%
500床以上	71	64	90.1%	7	9.9%	0	0.0%
精神科病院	25	3	12.0%	22	88.0%	0	0.0%

全国自治体病院協議会第3回アンケート
「COVID-19流行時における自治体病院の対応と今後のあり方」

図表1－9　新型コロナウイルス感染症疑い患者数（外来）

【 種類・病床規模別 】	回答病院	疑い患者がいる病院		疑い患者数	PCR検査陰性		PCR検査せず		PCR検査結果待ち		不明	
全　　体	**252**	**210**	**83.3%**	**6,107**	**4,320**	**70.7%**	**1,445**	**23.7%**	**36**	**0.6%**	**306**	**5.0%**
一般病院	244	209	85.7%	6,105	4,318	70.7%	1,445	23.7%	36	0.6%	306	5.0%
99床以下	49	33	67.3%	341	129	37.8%	172	50.4%	0	0.0%	40	11.7%
100床台	57	44	77.2%	888	546	61.5%	299	33.7%	6	0.7%	37	4.2%
200床台	38	35	92.1%	640	463	72.3%	169	26.4%	0	0.0%	8	1.3%
300床台	33	32	97.0%	1,508	1,079	71.6%	406	26.9%	15	1.0%	8	0.5%
400床台	30	29	96.7%	1,134	991	87.4%	128	11.3%	8	0.7%	7	0.6%
500床以上	37	36	97.3%	1,594	1,110	69.6%	271	17.0%	7	0.4%	206	12.9%
精神科病院	8	1	12.5%	2	2	100.0%	0	0.0%	0	0.0%	0	0.0%

※ 疑いから陽性と認められた患者は本設問には計上していない
※ 無回答は除外している

全国自治体病院協議会第2回アンケート「新型コロナウイルス感染症対策に係る調査結果」

として、医療提供体制の充実した大規模病院を中心に新型コロナウイル
ス感染症の入院患者を受け、中小病院も可能な限り疑い例の患者を受け
入れるという姿勢を見ることができる。

　新型コロナウイルス感染症の入院患者の急増に対して、かなりの自治
体病院では病棟の閉鎖・削減をして対応を行った。図表1－10は病棟閉
鎖・削減の実施状況のグラフである。患者受け入れのために病棟閉鎖・
削減を実施した病院が141病院（30.3%）、受け入れ準備のため病棟閉鎖・
削減したところが51病院（11.0%）、合わせて192病院（41.3%）が病棟閉
鎖・削減を行った。病床規模別に見ると、500床以上が54病院（77.2%）
で最も高く、次いで400床台が31病院（67.4%）と続き、病床規模に比例
して高くなっている。100床台でも30病院（27.5%）が病棟閉鎖・削減を
行っている。新型コロナウイルスの患者への対応は手間がかかり、大量

図表1－10　新型コロナウイルス入院患者受入のための病棟閉鎖・削減の実
　　　　　施状況

【種類・病床規模別】	回答病院数	受入のため病棟閉鎖・削減あり		受入準備のため病棟閉鎖・削減あり		病棟閉鎖・削減なし	
全体	465	141	30.3%	51	11.0%	273	58.7%
一般病院	440	139	31.6%	49	11.1%	252	57.3%
99床以下	107	6	5.6%	3	2.8%	98	91.6%
100床台	109	14	12.8%	16	14.7%	79	72.5%
200床台	49	17	34.7%	9	18.4%	23	46.9%
300床台	59	32	54.2%	6	10.2%	21	35.6%
400床台	46	22	47.8%	9	19.6%	15	32.6%
500床以上	70	48	68.6%	6	8.6%	16	22.9%
精神科病院	25	2	8.0%	2	8.0%	21	84.0%

※ 無回答は除外している

全国自治体病院協議会第3回アンケート
「COVID-19流行時における自治体病院の対応と今後のあり方」

の医療スタッフを必要とする。既存病棟を閉鎖し、閉鎖によって生まれたスタッフで、新たに新型コロナウイルス病棟・病床をつくり、患者の受け入れをすることは合理的であると考える。その一方、病棟を閉鎖するということは通常の患者の受け入れを制限するということにつながることは注意すべきである。

　今回の新型コロナウイルス感染者の受入で、一部の自治体では自治体病院等をコロナ専門病院化して対応した。コロナ専門病院化についてどのように考えるか。コロナ専門病院化することにより、医療スタッフを新型コロナウイルス感染症の患者対応に専念させることにより多くの患者の受入が可能となる。効果的な手法ではあると考える。しかし、職員の意に反して新型コロナウイルス感染症の対応をすることにより、職員のモチベーションが下がり大量退職するリスクが存在する。

　大阪市立十三（じゅうそう）市民病院は大阪市長の発案で、2020年5月から新型コロナウイルスの専門病院としての運用を開始した。1日平均のコロナ患者は5月の11.5人が、第2波の8月は42.3人、第3波の11月には45.5人に増えたという。その一方、コロナ病院化したことによる、既存の患者の転院等の不便、病院への風評被害の問題が発生した。医療者の退職者も相次ぎ、退職者は2020年11月末時点で医師10名と看護師ら22名の32名に達しているという（産経新聞2020年12月4日「コロナ専門の十三市民病院　退職者相次ぎ綱渡り」）。感染者の急増で病床の逼迫が続いた大阪府で、十三市民病院が大きな役割を果たしたのは確かである。なお、十三市民病院では、コロナウイルス感染症患者の受入の経験を「大阪市立十三市民病院がつくった新型コロナウイルス感染症対応BOOK」「大阪市立十三市民病院がつくった新型コロナウイルス感染症もっと対応BOOK」（共に照林社）の2冊の本にまとめている。

5　新型コロナウイルス感染症の受け入れでどのようなことが起きたか

　3月下旬から5月にかけての第1波において医療機関は深刻な影響を

受けた。急増する患者により、都市部の感染症指定医療機関の感染症病床は満床となり、軽症者はホテルや自宅に待機することを求められた。都市部の救急搬送においては、ウイルスに感染した疑いがある患者が受け入れられないケースが続出した。病院における院内感染の発生事例も数多く発生し、救急や入院、外来の活動を停止、縮小した医療機関が相次いだ。

　何よりも、今回の新型コロナウイルスの蔓延に対して、感染症指定医療機関の病床が不足した。病床の配置にも偏りがあった。図表1−11は、2019年4月現在（新型コロナウイルス感染症蔓延期前）の埼玉県における感染症指定医療機関の病床数の表である。第一種感染症指定医療機関の病床が4床、第二種指定医療機関の感染症病床が66床あるが、今回の感染者の増大には対応できなかった。地域的に見ても、東京都に隣接す

図表1−11　埼玉県における感染症指定医療機関の病床数（2019年4月）

〇第一種感染症指定医療機関

病院名	病床数
埼玉医科大学病院	2
防衛医科大学校病院	2

〇第二種感染症指定医療機関

病院名	感染症病床	結核病床	一般病床又は精神病床	合計
さいたま市立病院	10	20		30
東松山市立市民病院	4			4
深谷赤十字病院	6			6
埼玉県済生会　栗橋病院	4			4
埼玉医科大学病院	4		6	10
本庄総合病院	2			2
春日部市立医療センター	2			2
埼玉県立循環器・呼吸器病センター	21	30		51
上尾中央総合病院	9			9
独立行政法人国立病院機構　埼玉病院	4			4
独立行政法人国立病院機構　東埼玉病院		30		30
埼玉県立精神医療センター			4	4
合計	66	80	10	156

厚生労働省HP「感染症指定医療機関の指定状況（平成31年4月1日現在）」より作成
https://www.mhlw.go.jp/bunya/kenkou/kekkaku-kansenshou15/02-02.html
2020年4月22日閲覧

る川口市（人口約60万人）、草加市（人口約25万人）、戸田市（人口約14万人）で、感染症指定医療機関の病床は１床もない。都市部の自治体で特定の区域で感染症指定医療機関の病床がない、あるいは非常に少ない地域は相当数ある。

　感染症指定医療機関の指定を受けていても、実際の患者の受け入れ体制を見ると弱いと言わざるを得ない病院も少なくなかった。感染症の患者に対応できる医師の不足・不在、スタッフの訓練が不十分な病院も多かった。病院の施設も老朽化していたり、個室ではなく２床室であったり、感染を防ぐために室内の気圧を下げる陰圧の部屋も不足していた。感染症の病床の指定を受けていても確保している病床数に全て患者が入院できない病院もあった。感染症患者の動線が一般患者と交わってしまうなどの問題があり、患者を受けたくても受けることができない病院も少なくなかった。

　第２章で詳しく記述するが、不足する感染症病床に対して、国は新たに重点医療機関（新型コロナ患者専用の病院や病棟を設定する医療機関）、協力医療機関（新型コロナ疑い患者専用の個室病床を設定する医療機関）などの制度を創設し、空床の補助を行うなど病床確保を進めた。しかし、第３波以降の感染患者、重症患者の急増に対して、都市部の都道府県では病床が不足する事態が生じる結果となった。

　現在の新型コロナウイルス感染症が終息した後には、感染症指定医療機関のあり方について抜本的な見直しを行うことが必要と考える。

6　第１波における医療機関の経営赤字

　新型コロナウイルス感染症の第１波は、自治体病院、公的病院、民間病院を含めた全ての医療機関の経営に深刻な影響を与えた。図表１－12は、日本病院会など病院団体が行った「新型コロナウイルス感染拡大による病院経営状況の調査（2020年度第１四半期）」の全国病院の医業収支赤字病院割合のグラフである。全病院では４月69.4％、５月62.8％、６

図表１－12　全国病院の医業収支赤字病院割合

	4月	5月	6月	(参考) 2019年5月
全病院	69.4%	62.8%	67.7%	34.8%
コロナ患者受入なし	62.7%	53.6%	60.8%	31.5%
コロナ患者受入・受入準備	82.1%	80.0%	82.1%	40.9%
一時閉鎖	82.9%	81.9%	82.9%	39.0%

日本病院会など病院団体「新型コロナウイルス感染拡大による病院経営状況の調査
（2020年度第１四半期）」より作成
４月の回答病院数（全病院1,407、受入なし922、受入485、病棟閉鎖205）

月67.7%の病院が赤字になっている。新型コロナウイルス感染症の患者
を受けた、受け入れの準備を行った病院は、さらに収支の悪化が著しく
４月82.1%、５月80.0%、６月82.1%の病院が赤字になっている。

　図表１－13は、第１波における自治体病院１院当たり医業収支を前年
同月と比較したグラフである。新型コロナウイルスの患者を受け入れて
いない病院に比べ受け入れた病院の収益は、より悪化している。さらに
患者受け入れ病院において500床以上は４月１億4,049万円の減、５月
１億6,797万円の減、400床以上４月9,305万円の減、５月１億2,089万円
の減と病床数の大きな病院での収益悪化が著しくなっている。

　なぜ、新型コロナウイルス感染症の患者を受け入れた病院の赤字が大
きかったのか。新型コロナウイルス感染症の治療は、医療スタッフに大
きな作業負荷をかけると言われている。防護服（PPE）の脱着にはウイ
ルスの感染リスクがあり、手間と時間がかかる。特に、重症呼吸不全患
者や重症心不全患者などに対して行われる生命維持法である体外式膜型
人工肺（ECMO）は、通常の２～３倍の人員配置が必要となる。認知
症の高齢者感染患者の受け入れも、スタッフの手間がかかると言われて

図表１－13　第１波における自治体病院１院当たり医業収支（前年同月比）

【種類・病床規模別】 （単位：万円）		未受入病院 （COVID-19陽性患者）			受入病院 （COVID-19陽性患者）			未受入・受入病院のうちCOVID-19 陽性患者を受入・受入準備のため 病棟閉鎖・削減した病院		
		回答 病院数	４月	５月	回答 病院数	４月	５月	回答 病院数	４月	５月
全　　体		231	-1,395	-1,885	199	-7,528	-10,444	178	-7,411	-10,572
	一般病院	211	-1,442	-2,000	197	-7,595	-10,538	175	-7,532	-10,736
	99床以下	90	-12	-533	11	-785	-1,447	8	-1,255	-1,278
	100床台	69	-1,304	-1,620	28	-3,311	-2,859	28	-2,811	-3,325
	200床台	20	-2,869	-2,875	25	-4,903	-9,682	24	-4,577	-9,287
	300床台	13	-3,786	-3,264	41	-3,325	-8,488	33	-2,629	-8,374
	400床台	12	-7,965	-9,830	33	-9,305	-12,089	30	-10,508	-12,356
	500床以上	7	-1,558	-6,350	59	-14,049	-16,797	52	-13,800	-17,416
	精神科病院	20	-901	-663	2	-928	-1,172	3	-322	-992

※ 無回答は除外している

全国自治体病院協議会第３回アンケート
「COVID-19流行時における自治体病院の対応と今後のあり方」

　いる。防護服やN95マスク、サージカルマスク、使い捨てグローブなど医療材料も大量に必要となる。これらの医療材料は一時期急激に価格が高騰していた。職員のメンタルヘルスや休暇の確保も必要になる。

　また、日本の病室は４床室や６床室など多床室が多く、感染症の患者を受け入れた場合、通常個室としての運用が必要となる。いつもであれば、45床に患者を入れて満床であったのが、10 ～ 20床ぐらいしか患者を受けられない。新型コロナウイルス感染症の患者を受け入れることで予定手術を延期するなど収益源である手術の収入減も大きい。外来患者も外出は感染の危険があることで受診抑制が起き収入減の要因となる。新型コロナウイルス感染症患者の受け入れに伴い救急患者の受け入れの抑制を行うことも多く、収入減の要因となった。

　小泉純一郎内閣以降の新自由主義的な医療政策で、診療報酬は抑制されてきた。医療機関においては、医療の高度・専門化などに対する投資

も必要となる。結果として、自治体病院や公的病院、民間病院などほとんどの病院では内部留保の現金は十分蓄積されていない。今回のような大幅な収益の減少は病院経営を直撃し、存続の危機に直結することとなる。

7　財源的に見た新興感染症対応への自治体病院と民間病院の役割

　それでも、財源的に見れば、自治体病院は新興感染症の財政損失に地方財源を組み合わせて対応できる。民間病院は新興感染症の財政損失に補助金がなければ対応が難しい。財政制度から見れば、図表1−14のように、急速に拡大する新興感染症に対して病院はすぐに患者の入院等の対応を行わなければならない反面、国の財政支援は予算制度に基づくため対応が遅れがちになる。国の財政支援制度に加え、たとえ当該年度に損失が発生しても、後年度に地方財源が投入され、相対的に経営の安定度が

図表1−14　感染患者数と行政補助制度

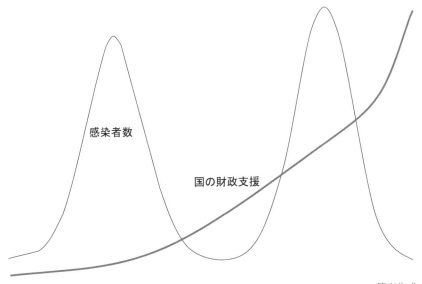

感染者数

国の財政支援

筆者作成

27

高い自治体病院が最初に感染症に対応することが妥当である。

　今回の新型コロナウイルスの蔓延に対しては、感染者の激増に対応し、国が新型コロナウイルスの患者受け入れの診療報酬や補助金を積み増したこともあり、新型コロナウイルスの患者を受け入れた病院ほど、減収分は補てんされ、収支が改善した病院も多くなっているようである。その一方、病院の受け入れ体制が整わず、新型コロナウイルスの患者を受け入れることができなかった病院は患者の減少により、収益は悪化傾向にある。2021年度も新型コロナウイルスの患者を受け入れた病院の収益改善の流れは継続すると思われる。

8　高まる自治体病院への評価

　これまで述べてきたように、自治体病院は今回の新型コロナウイルスの蔓延を通じ、多くの病院が患者を受け入れてきた。また、新型コロナウイルスの入院患者を受けることのできない地方の中小病院でも疑い例の患者の受け入れ、PCR検査や抗原検査、最近では新型コロナウイルスワクチン接種などを担ってきた。

　自治体病院への国民の評価は確実に高まったといえる。小泉内閣以降の新自由主義的な行政改革が日本国民に熱狂的に支持されたあたりから自治体病院は厳しい逆風にさらされてきた。お金の視点で一面的に物事を切り取り、コストの削減を至上価値とした考えは、「自治体病院には税金が投入されている。非効率なので廃止するか民間に委託・譲渡すべき」という動きを生んだ。実際、いくつもの自治体病院が廃止、民間委託・譲渡されてきた。

　これまで述べたように、新型コロナウイルスに対して自治体病院は積極的に患者を受け入れ、住民の命を守るという大きな役割を果たしてきた。今までのような、単純な「自治体病院＝非効率＝廃止」という考えは危険であるということは、国民の中でも一定の割合浸透したと考える。

9　自治体本体の財政悪化

　自治体病院への評価は高まっているものの、自治体病院をめぐる環境はそれほど甘いものではない。新型コロナウイルスの蔓延が収まれば、以前のような自治体病院批判や自治体病院の民間への委託・譲渡論が再燃する危険性を感じている。

　危機感の背景にあるのが、自治体病院を設置している地方自治体本体の財政状況の悪化である。地方自治体の財政は、新型コロナウイルスの対応への支出や景気低迷と経済回復の遅れに伴う税収の落ち込みなどにより悪化の一途にある。国も新型コロナウイルス対応のための取組である限り、地方自治体が自由に使える地方創生臨時交付金の予算措置を3次にわたり行うなど支援を行ってきた。地方創生臨時交付金の予算金額は2020年度第1次補正予算で1兆円、第2次補正予算で2兆円、第3次補正予算で1兆5,000億円に及ぶ（内閣官房・内閣府HPサイト地方創生「新型コロナウイルス感染症対応地方創生臨時交付金」）。しかし、2021年2月末時点の全都道府県調査では、地方創生臨時交付金について交付限度額分はほぼ予算計上済みでも、不足見込額は約6,000億円に達している（全国知事会「新型コロナウイルス感染症対応地方創生臨時交付金の拡充について」）。財政が逼迫する中で各都道府県は、自治体の貯金である財政調整基金のとり崩しや税収が想定以下だった場合に発行できる減収補填債などによりやり繰りをしている。財源の不足は市区町村も同じである。これまで平成の大合併の時に市町村合併をした自治体は、国の手厚い財政措置もあって比較的財政に余裕があったが、今回の新型コロナウイルスの蔓延で、基金の取り崩しを行うなど財政が逼迫しつつある。

　地方自治体からの繰出し金を受けている自治体病院は、自治体本体の財政悪化の影響を直接受けることとなる。第3章で記述するが、自治体病院の経営について所管となっている総務省は自治体病院の必要性を踏まえて不採算地区に立地する自治体病院の特別交付税措置を大幅に増額している。しかし、自治体本体の財政が逼迫すれば病院の存続はできな

くなる。

　実際、福岡県中間市が設置していた中間市立病院（122床）は、大正時代に開設された炭鉱病院が発祥で、1965年12月に市営となり、中間市の医療体制の維持に貢献してきた。しかし、近年は医師の雇用に苦しみ、収支が悪化、病院の建物も建築から42年と老朽化していた。中間市本体の状況も厳しく、2019年度の決算で地方債残高が111.6億円あるのに対して財調・減債・特定目的の３つの基金は合わせて10.4億円しかなかった。財政の逼迫している中間市は、民間医療法人への病院譲渡に向け交渉を続けてきたが、交渉は成立せず、2021年３月31日をもって中間市立病院は廃院となっている。

10　新型コロナウイルス蔓延の中での自治体病院の経営形態見直し

　筆者が気になっているのは、自治体病院の職員が新型コロナウイルスへの対応で貢献的に努力している中で、一部の首長や自治体、自治体の設置する外部委員会などが、財政問題を理由にして自治体病院の譲渡、指定管理者制度の導入や地方独立行政法人化による職員の給与引下げを明らかにしている例が散見されることである。

　少なくとも新型コロナウイルスの蔓延が収まるまで、病院職員が新型コロナウイルスの対応に集中できる体制を整えるべきであるし、その後の経営形態のあり方の議論も住民を交えて丁寧に行うべきと考える。

　今回の新型コロナウイルスの蔓延において学んだことは、何よりも医療を提供する医療人材が大切なことである。病院という建物があっても、医療スタッフがいなければ患者の治療はできない。

　なお、自治体病院に指定管理者制度（運営の委託）の導入や病院譲渡を行う場合の問題点を指摘しておきたい。それは病院職員の処遇の問題である。職員を全員分限免職しない限り、自治体は職員を雇用継続しなければならない。2014年４月から医療法人Ａが指定管理者となったB自治体病院の例では、看護師らの半数以上が、市事務職員への職種変更や

退職を希望していると報道されている（読売新聞2014年2月26日記事）。常勤の看護師と准看護師計197人のうちAへ移籍して病院に残るのは89人。74人が職種変更により市役所に残ることを希望。34人が退職を希望したという。医療技術職員でも57人のうち病院に残るのが17人。職種変更希望者が30人、退職希望者が10人いるという。B市は、職員の引き留めのためAを通じ、1人あたり50万〜300万円を貸し付け3年間勤務で返還が免除される「就業支度金制度」をつくり、予算として3億5,800万円を計上したという。100人が事務職員として残ると、給料と福利厚生費を合わせて1人800万円の費用がかかるとして100人で年間8億円の人件費増になる。

　市役所に残る職員は、一定数は専門職のポストがあるかもしれないが、多くの職員は事務職員として残ることになる。病院職員であれば診療報酬を稼ぐことができる。一般職員であれば、職員の人件費は自治体の持ち出しになる。指定管理者制度の導入によって病院事業会計への繰出金が減っても、市役所本体の人件費の増が起きればかえって支出増になる。

　大量の事務職員の移行で役所の採用計画が破壊される。医療職員にとっても専門職としての貴重な経験を捨てて事務職員になることは、地域医療の観点からも損失となる。このような医療人材資源の浪費は、自治体病院の経営形態の変更において見逃されているデメリットである。

11　次なる備えの必要性

　新型コロナウイルスの蔓延における自治体病院の果たした役割を考えれば、厳しい自治体の財政状況であるが、明日の医療の確保のために自治体病院に投資することは意義があると考える。

　なお、今回の新型コロナウイルスの患者を受け入れた自治体病院は、国の補助金等により、予想外の黒字になっているところも少なくない（これは公的・民間病院も同じ）。自治体病院の場合、黒字になった時は、繰入金のルールに基づく繰入れは確保されるが、ルール外の繰入れ分は

経営改善に伴い縮減することが原則である。しかし、今後の感染症への対応を考えれば、新たな変異ウイルスの蔓延や新しい新興感染症の蔓延に対して備えるための人的・物的体制整備の費用や病院の経営の安定のために一定の内部留保を行うという視点も重要と考える。そもそも従来の繰入金のルールには、新型コロナウイルスのような新興感染症に対する備えについてのコストは十分計上されていない。新型コロナウイルスの患者受け入れで努力した職員の視点に立っても、新型コロナウイルスへの対応で得た収益の一定額は、今後の病院の人材や施設などの投資の原資として留保を認めることもあって良いと考える。

　第5章で記述するが、本格的少子高齢化が進む中で、地域の医療を守るためには若い医療人材の雇用確保が必要である。また、自治体病院における医療人材確保は地域の雇用につながること、地域経済の視点から自治体病院の存在を見るという視点も指摘しておきたい。

　そうは言っても、自治体本体の財政が悪化すれば、自治体病院にお金を繰り出す余裕はなくなる。自治体病院は、地方自治体本体の財政悪化を踏まえ、新型コロナウイルスの蔓延が終息した後は、新たな自治体病院本体の経営改善の取組を行うべきと考える。ただし、新型コロナウイルスの対応で学んだことは、病院にとって人材確保など医療提供体制の充実が最も重要である。医療提供の質向上と収支改善の両立を目指すべきである。

コラム1
戦前の自治体（公立）病院の歴史と感染症

　自治体（公立）病院と感染症の歴史を概観すると、全国的な感染症政策が進められたのは明治以降と言えよう。本書では、伊関友伸『自治体病院の歴史－住民医療の歩みとこれから』（三輪書店）での感染症政策と自治体（公立）病院の関係の記述を再掲・加筆し、4つのコラムにおいて明治以降の感染症医療と公立（自治体）病院、保健所行政、さらには地方分権との関係について論考を行いたい。

○外国からの急性感染症に直面する明治期の日本
　江戸時代の鎖国から開国による近代国家の建設を進める明治政府は、外国からの伝染病の侵入の機会の増大という問題に直面することになる。西洋医学に基づく伝染病対策として最初のものは、種痘（しゅとう：天然痘の予防接種）であった。明治政府は、1870（明治3）年3月に、大学東校に種痘館を設け種痘医の免許、痘苗（とうびょう）の分与等を行って種痘の普及を図った。同年4月には各府藩県に種痘の普及方が示達される[i]。

　明治期は、コレラや赤痢などの急性伝染病が流行を繰り返した時代であった。特にコレラは、症状の激しさと死亡率の高さから当時の国民に恐れられた。1877（明治10）年7月、内務省は清国厦門（あもい）でコレラが流行するとの報に接し、神奈川・兵庫・長崎の三県に達して避（ひ）病院（伝染病患者の隔離病舎）を設け、入港の船舶を検査する等の措置を講じ、同8月には「虎列刺（コレラ）病予防法心得」を各県に通達する。同年9月に長崎に侵入したコレラは、

---

i　『厚生省五十年史』62、125頁

西南戦争による軍隊の移動に伴い全国的に流行し、患者総数1万3,816人、死者8,026人に達した[ii]。さらに、1879（明治12）年3月に愛媛県松山市で発生したコレラは全国に広がり、その後1年に渡り猛威を振るい、患者総数は16万2,637人、死者は10万5,768人に達する[iii]。

○隔離施設としての避病院・伝染病院

　繰り返し流行するコレラなどの感染症に対応するための施設が、避病院・伝染病院・隔離病舎などの名称で各地に作られていく。例えば、東京府では、1877（明治10）年のコレラ流行により、東京府が深川ほか2か所、警視庁が北品川ほか3か所に避病院を設置する。これらは仮設のもので流行の終息で焼却処分された。1879（明治12）年のコレラ流行の際は、内務省がコレラ対策のために設置した東京地方衛生会（東京府と警視庁の吏員、医師で構成）が、深川区・南豊島郡大久保村・北豊島郡駒込村・荏原郡南品川宿の4か所に避病院を設置する。東京府は将来維持するものと認め、明治14年に避病院の敷地・建物の下附を申請し許可を受ける。避病院は、コレラ流行の度に開院・増設・閉鎖を行っていたが、1886（明治19）年に常設病院となる。同時に「避病院」の発音が「死病院」に似ていたため、患者が入院を避ける傾向があり、本所病院・駒込病院・大久保病院と改名された。1895（明治28）年のコレラ流行に際して、南豊島郡渋谷村に広尾病院が開設される。

　1897（明治30）年の伝染病予防法の公布により、同法第17条で、伝染病院・隔離病舎は市町村が設置することが規定される。東京府は東京市に伝染病院を設置すべきことを命じ、所管の伝染病院を移

---

ii　『医制百年史』29頁、『厚生省五十年史』63頁
iii　『内務省史第2巻』473頁、『医制百年史』29頁

管する。また、各町村に伝染病院・隔離病舎の設置を命じた。東京市は、伝染病院として市立駒込病院を開設する。駒込病院の医事は帝国大学医科大学に委嘱する。初代医長は、内科助教授入沢達吉が就任している。本所・大久保病院は臨時の病院・隔離所として必要に応じて使われ、広尾病院は改造が加えられたが、腐朽が激しく使用に耐えない状態となった。また各町村においても組合や郡の経営により荏原郡病院、豊多摩病院、豊島病院、南葛飾病院、南足立病院などが開設された。これら組合・郡経営の５つの病院は、1932（昭和７）年の東京市域拡大により、東京市が引き継ぐことになる。

　患者を収容する「避病院」は、「病院」と名前がついているものの、実態は専任の医師が置かれることは少なく、看護体制も不十分な病院からはほど遠い収容施設でしかなかったという。明治政府も避病院を「病院」とは見ておらず、病院の衛生統計の対象としていなかった。伝染病院に名称が変わり、衛生統計の対象となったのは1910（明治43）年からである[iv]。

　1890（明治23）年には、市町村制・府県制の制定に伴い、「伝染病予防心得書」が改正され、伝染病予防は原則的に市町村の負担する事務であることが明確となり、市町村では衛生組合を設置して伝染病予防事務を行うこととなった。1894（明治27）年には勅令14号で伝染病の負担区分として、種痘、予防消毒、隔離病舎、雇入医師に関する諸費は市町村負担。検疫、検疫委員、交通遮断に関する諸費は地方税負担とし、地方税は市町村の負担する諸費について、その全部又は一部を補助できることとした。1897（明治30）年には、「伝染病予防規則」が見直され「伝染病予防法」が制定される。同法は、府県・市町村及び個人の負担すべき費用を明らかにし、市町村に対

---

iv　川上武『現代日本病人史』143頁

する府県税または地方税の補助、府県税または地方税に対する6分の1の国庫補助が法定された[v]。また、同法第17条において「市町村は地方長官（知事）の指示に従い伝染病院、隔離病舎、隔離所又は消毒所を設置すべし」と設置が明文化されている。このような中で、伝染病院の設置は着実に進み、1911（明治44）年には全国に1,532の伝染病院が設置されるにいたった[vi]。市町村での設置は進んだものの、明治、大正期においては、その医療の質は上がらず、劣悪なままであった[vii]。

○結核患者の増大と公立療養施設

　明治中期から大正にかけて、わが国においても産業革命が起き、工業の発展と都市化が進展する。しかし、工業の発展と都市化は、低賃金・重労働で働く青年層を中心に大量の慢性の感染症である結核感染者を生むことになる。

　政府においても、結核対策が課題となり、1914（大正3）年3月には、「肺結核療養所ノ設置及国庫補助ニ関スル法律」が制定され、地方公共団体、公益法人の設置する肺結核療養所の経費に対して国庫補助が行われる。同年7月に東京・大阪・神戸の3市に対して結核療養所の設置が命じられた[viii]。大正6（1917）年に大阪市に市立刀根山病院[ix]が設置されたのを始めとして、東京、京都、神戸、名古屋、横浜、広島、岡山、福岡、長崎、札幌、函館、八戸、仙台、新潟、金沢、静岡、豊橋の17都市に結核療養所が設けられた。

v　『医制百年史』134〜135頁、『内務省史第3巻』282〜283頁

vi　『医制百年史』104頁

vii　『現代日本病人史』145〜146頁

viii　『医制百年史』233〜234頁

ix　市立刀根山病院は、日本医療団、厚生省への移管を経て、独立行政法人国立病院機構刀根山病院となっている。

○健兵健民政策の第一線行政機関としての保健所

　昭和10年代に入り、戦争の色彩が色濃くなっていく。1937（昭和12）年には保健所法が施行される。「保健婦」の名称が初めて法に明文化され、保健所には３名の保健婦を置くこととされた。

　1938年（昭和13）年１月、厚生省が内務省から分離独立して創設される。医療に関しては、当時の軍の要請もあり、結核の撲滅と病気にならない予防医療の推進が重要な課題とされた[x]。戦時中、保健所は健兵健民政策遂行のための第一線の行政機関として強化拡充が図られた。なお、急性伝染病の業務は、戦前については、隔離が重要な業務であったこともあり、警察部が所管し続けている。

---

x　川上武『現代日本医療史』426 ～ 431頁

第2章
新型コロナに対する国・地方自治体の病床確保政策

1 新興感染症と医療機関

　本章は、今回の新型コロナウイルス感染症の蔓延に対して国の政策はどのように動いたのか。特に国・地方自治体にとって最も大きな懸案となっている新型コロナウイルスに対応する病床確保はどのように行われたのかについて分析をしたい。

　国の政策を見る前に、そもそも新型コロナウイルス感染症のような新興感染症と医療機関の関係はどのような関係にあるのか。図表2－1の

図表2－1　感染症対策と医療提供体制

＜対策の効果　概念図＞

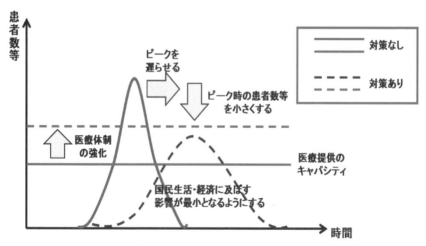

「新型インフルエンザ等対策政府行動計画（2013年6月7日）」

実線のように、新型コロナウイルスのような新興感染症は、国民が免疫を持っていないため感染が拡大し始めると感染者が幾何級数的に増加することになる。患者が急激に増加すると医療提供のキャパシティを超え、医療機関の入院病床が満床になったり、救急患者や外来患者を受けることができなくなるなどの医療機関の機能不全が起きる。いわゆる「医療崩壊」である。結果として医療を受けることができず重症化したり、亡くなったりする人が発生することになる。医療機関の機能不全を避けるため、国をあげて感染症の防止対策を行い、患者のピークを遅らせ、ピーク時の患者数等を小さくする。同時に医療提供体制を強化し、医療提供のキャパシティを上げ、患者のピーク時に医療が提供できるようにする。これが、新興感染症が急速に拡大していく状況（パンデミック）における基本的な対応方策である。もちろん、このような応急的な対応と並行してワクチンや治療薬の開発などの抜本的な対策が進められなくてはならない。

　今回の政府の「新型コロナウイルス感染症緊急事態宣言」も、緊急事態の概要として「新型コロナウイルス感染症については、肺炎の発生頻度が季節性インフルエンザにかかった場合に比して相当程度高いと認められること、かつ、感染経路が特定できない症例が多数に上り、かつ、急速な増加が確認されており、医療提供体制もひっ迫してきていることから、国民の生命及び健康に著しく重大な被害を与えるおそれがあり、かつ、全国的かつ急速なまん延により国民生活及び国民経済に甚大な影響を及ぼすおそれがある事態が発生したと認められる（2020年4月7日第1回目緊急事態宣言）」ことにより発令がなされている。

　第1章でも述べたように、自治体病院は、地域の住民の健康を守るという使命から、新興感染症の患者の発生時から他の医療機関に先駆けて患者の治療に当たり、医療提供体制の逼迫に対応して体制の強化に積極的に協力している。

2 国・地方自治体の病床確保策はどのように動いたのか

　今回の新型コロナウイルス感染症の蔓延に対して、国・地方自治体の重要な課題となったのがいかに病床を確保するかであった。戦後例を見ない規模の新型コロナウイルスの蔓延に対して、当時の感染症指定医療機関の病床数は少なく、機能も不十分な状況にあった。このため、国・地方自治体は新型コロナウイルス患者の受入病床の確保に追われることになる。

　そもそも新型コロナウイルス病床の確保と患者受入は、各病院の判断によるのが原則である。国や都道府県の号令によって医療機関が一斉に動くわけではない。インターネットの議論などでも多かったのだが、国や都道府県が病院に対して何でも指示ができるという考えは誤解と言わざるを得ない。国や都道府県が医療機関に関与できる権限は、図表２－２のように、新型インフルエンザ等対策特別措置法や感染症の予防及び感染症の患者に対する医療に関する法律（感染症法）に基づく要請や指示、勧告などである。事態が差し迫っている場合、早急に動く必要があるが、実際に行使するのは簡単ではない。医療機関に対する粘り強い説得が必要となる。

図表２－２　新型コロナウイルス感染症における医療機関への国・都道府県の主な関与権限

・新型インフルエンザ等対策特別措置法第24条第１項：都道府県対策本部長による総合調整権限に基づく要請
・同条第９項：都道府県対策本部長による協力要請権限による要請
・同法第33条第２項：都道府県対策本部長の指示権限に基づく指示
・感染症の予防及び感染症の患者に対する医療に関する法律（感染症法）第16条の２：厚生労働大臣及び都道府県知事による必要な協力の要請、正当な理由がなく当該協力の求めに応じなかったときの勧告、正当な理由がなくその勧告に従わなかったときの公表（勧告・公表については法律改正により2021年２月13日より施行）

3　なぜわが国の病床が逼迫するのか

　2019年医療施設調査によるとわが国の病院数は8,300院（うち一般7,246院、精神科1,054院）、病院の病床数は1,529,215床（うち一般887,847床、療養308,444床、精神326,666床、感染症1,888床、結核4,320床）である。OECDヘルスデータ（2021年2月26日閲覧）によると人口千人当たりの病床数は12.98（2018年）と世界で一番多い。世界一の病床数を持ち、新型コロナウイルスの患者数は欧米に比べればはるかに少ない日本においてなぜ病床の逼迫がおきるのか。

　様々な要因があると思われるが、病院の開設者の構成の違いも要因の一つと考えられる。図表2－3のようにわが国はドイツやフランスに比べて民間病院の病院数、病床数が多いことを特徴とする。そして後述の図表2－4のように、民間病院の病院数・病床数の多くを小規模の病院

図表2－3　日本・ドイツ・フランスの病院における開設者別にみた施設・
　　　　　病床数

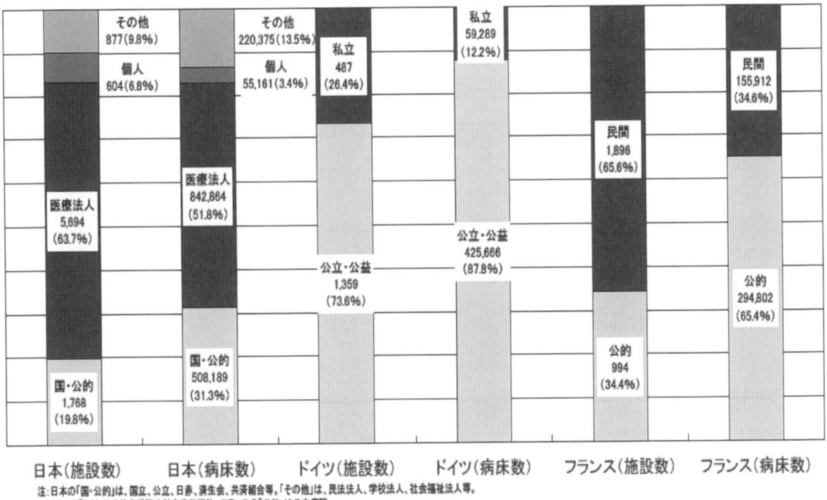

注：日本の「国・公的」は、国立、公立、日赤、済生会、共済組合等。「その他」は、民法法人、学校法人、社会福祉法人等。
　　ドイツの「公益」とは教会系等の社会事仕団体、フランスの「公的」は公立病院。
（出所）平成18年医療施設調査（厚生労働省統計情報総括）、フランス医療関連データ集【2007年版】、ドイツ医療関連データ集【2007年版】（医療経済研究機構）

出典：社会保障国民会議最終報告参考資料（2008年11月4日）

図表２－４　公立、公的等、民間別病床規模別のコロナ患者受入可能医療機関

令和３年１月10日時点

対象医療機関：G-MISで報告のあった全医療機関のうち急性期病棟を有する急性期病院（4,297医療機関）

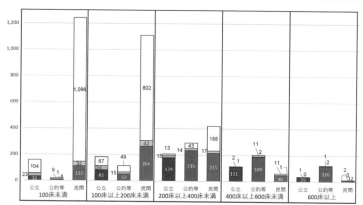

公立、公的等、民間別、病床規模別のコロナ患者受入可能医療機関数

■受入実績あり(公立)　■受入実績あり(公的等)　■受入実績あり(民間)
□受入可能(公立)　□受入可能(公的等)　□受入可能(民間)　□左記以外

※　新型コロナ患者受入可能医療機関　G-MISで報告のあった医療機関について、新型コロナウイルス感染症患者の受入はまたは受入可能（新型コロナウイルス感染症患者受入可能な病床を１床以上としたことがあった場合は有）と報告した医療機関
※　新型コロナ患者受入実績医療機関　G-MISで報告のあった医療機関について、新型コロナウイルス感染症患者の入院患者の受入実績が１人以上あった医療機関
※　公立・・・新公立病院改革プラン策定対象医療機関　　公的等・・・公的医療機関等2025プラン策定対象医療機関　　民間・・・公立・公的等以外
※　急性期病棟を有する医療機関　平成30年度病床機能報告において高度急性期・急性期の機能を有すると報告した医療機関

厚生労働省「医療機関の新型コロナウイルス感染症患者の受入状況等について（補足資料）」

が占めている。

　図表２－４は、厚生労働省の公表した、2021年１月10日現在の公立、公的等、民間別病床規模別のコロナ患者受入可能医療機関のグラフである。民間病院でも200床以上の病院は新型コロナウイルスの患者を相当数受けている。さらに、厚生労働省の同時に発表している資料では、公的等病院の中に161の民間の地域医療支援病院が入っており、うち139病院が具体的に患者を受けている（公立・公的等・民間別の新型コロナ患者受入可能医療機関及び受入実績の有無についてhttps://www.mhlw.go.jp/content/10800000/000726034.pdf）。その一方、100床未満や100床以上200床未満の病院は、民間病院だけでなく、自治体病院（地方の小規模病院が多いと思われる）も患者を受けていない。

　そもそも200床以下の民間病院は高齢者の療養が中心の病院が多く医師や看護師の体制が整っていない病院が多い。現在の診療報酬の水準で

は、このような高齢者の療養が中心の病院は財源の不足から建替えの余裕はない。古いままの建物では、患者動線や陰圧室の不備など感染症の患者の入院を受け入れる構造になっていない。これは、地方の200床以下の自治体病院も同様である。民間病院であろうと自治体病院であろうと無理に感染症の患者を受けては、患者やスタッフが新興感染症に感染する危険性がある。さらに、民間の療養病院の場合、収益を確保するために、常に病床は高齢者で満床であり、新型コロナウイルスの患者を入れる余裕はない。自治体病院の場合は地方財源の投入があり、万一、院内感染を起こした場合や風評被害の損失などについて一定の支援も期待できる。民間病院には、そのような財源支援が期待できない。基本的に新興感染症の患者は、一定の規模を有する自治体病院や公的病院、さらに患者受け入れ可能な民間病院が中心に患者を引き受けるのが現実的と考える。

4　なぜわが国は民間病院の病床数が多いのか

　なぜ、わが国はドイツ・フランスなどに比べて民間病院の病床数が多いのか。伊関友伸『自治体病院の歴史』で詳しく述べているが、終戦直後、わが国の医療は自治体病院や公的病院を中心に拡充されてきた。しかし、1961年に国民皆保険が実現し、経済的にも豊かになり、国民の医療受診の機会は増大した。このような中、1962年の医療法改正により「公的病院の病床規制」が行われた。公的性格を有する病院が都市部に偏在して開設される事例があとを絶たず、医師会等の要望が強く、これを是正する必要が認められたためであるとされる（『厚生省五十年史』1046頁）。民間医療機関は規制の対象外とされた。その後、自治体病院・公的病院側から病床規制の撤廃を求めて再三運動が行われたが、規制が廃止されることはなかった。その結果、図表2-5、図表2-6のように、民間病院（医療法人＋個人）は大幅に病院数、病床数を増やしていった（『自治体病院の歴史』304頁）。各国の医療制度は歴史の積み重ねによっ

図表２－５　自治体病院と民間病院の数

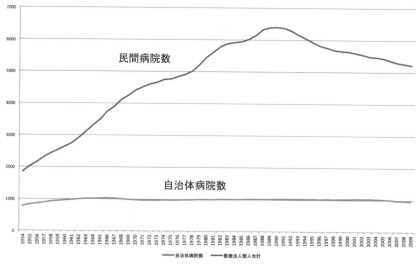

民間病院数

自治体病院数

厚生労働省「医療施設調査」より筆者作成

図表２－６　自治体病院と民間病院の病床数

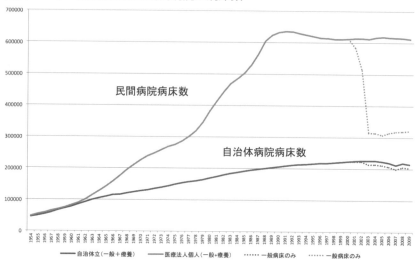

民間病院病床数

自治体病院病床数

厚生労働省「医療施設調査」より筆者作成

て作られているものである。過去に戻ることはできない。現在の医療提供体制を前提として課題への対応を考えるしかない。

5　民間病院批判をどのように考えるか

　感染者が急増し、病床が逼迫した第3波や第4波において、一部の報道機関やネット上において「わが国の病院数の7〜8割を占める民間病院が新型コロナウイルスの患者を受けていない」という批判が起きた。このような意見についてどのように考えるべきか。まず、指摘しておくことは、現在の緊急事態においてはそれぞれの医療機関でできることをすべきである。自治体だ、公的だ、民間だとレッテルを貼り批判するのは国民の分断を広げるだけであるということである。正直、現場を見れば民間病院で患者の受入について頑張っている病院もあるし、自治体病院でも、受入能力があるのに患者の引き受けが今一つの病院もある。今回のように感染力が強く重症化しやすい変異ウイルスにより患者が急増する時は、自治体病院や公的病院だけで全て患者を受け入れることは困難である。全ての医療機関・関係者が一丸となって、それぞれが新型コロナウイルスの患者の対応に当たることが必要となる。

　先に述べたように、民間病院の多くは200床以下で高齢者の療養を中心とした医療を行っている病院である。これらの病院に一律、大量に新型コロナウイルスの患者を引き受けさせることには無理がある。基本的に新型コロナウイルスのような新興感染症の患者が大量に発生した時は、医療スタッフが多く、一般病棟を閉鎖することで患者の受入が可能な、大規模・中規模の自治体病院・公的病院、民間病院を中心に患者を引き受けるべきであり、小規模の民間病院は可能な病院で可能な患者（新型コロナに罹患したが、治療により回復し、退院基準を満たした患者など）を受けてもらうのが現実的と考える。

　当然、大規模・中規模の自治体病院・公的病院、民間病院が一般病棟を閉鎖することで、感染症以外の患者の診療ができなくなることは理解

すべきであろう。

6 国・都道府県はどのようにして新型コロナウイルス感染症の病床を確保したのか

　それでは、国・都道府県はどのようにして新型コロナウイルス感染症の病床を確保したのか。図表２－７は、主な国・都道府県の病床確保に関する経緯である。第１章でも述べたように、2019年４月１日時点の感染症指定医療機関の感染症病床は5,809床（特定10床、第１種103、第２種感染症1,758、第２種結核病床3,502、一般または精神436床）であった。2020年１月15日に最初の新型コロナウイルス感染症の感染者が確認され、１月28日午前閣議決定により新型コロナウイルス感染症が感染症法に基づく指定感染症に指定された。指定により、新型コロナウイルス感染症の患者は感染症指定医療機関に入院することとなった。

　２月４日にダイヤモンド・プリンセス号の陽性患者が10人に及ぶことが判明し、その後も患者数は増加する（2020年３月５日時点の乗客・乗員の感染者数696人）。都市部の自治体の感染症病床が不足することが確実であったので、２月９日・10日、厚生労働省は感染症病床以外の一般病床に暫定的に入院することを認める。２月25日の政府の「新型コロナウイルス感染症対策の基本方針」で病床や人工呼吸器等の確保や地域の医療機関の役割分担などの体制整備を目指すことが示された。２月29日には、安倍総理が記者会見で全国において5,000床の新型コロナウイルス感染症の受入病床確保の方針を表明する。

　３月１日、厚生労働省は、感染者の増加時に基礎疾患のない軽症者や無症状者は自宅で療養する方針を示す。３月６日には、厚生労働省は都道府県に対し感染症拡大の場合の想定入院患者・重症者・外来患者の計算式（いわゆる西浦モデルと同一）を提示し、必要な「医療提供体制」の確保を依頼する。各都道府県は国の依頼に基づき新型コロナウイルスの患者受入病床の確保に取り組む。３月13日には、新型インフルエンザ等対策特別措置法（特措法）改正案が可決し、新型コロナウイルス感染

図表2－7　国・都道府県の病床確保に関する経緯（主なもの）

2019年4月1日現在：感染症病床5,809床（特定10床、第1種103、第2種感染症1,758、第2種結核病床3,502、一般または精神436床）

2020年1月15日：最初の感染者確認

1月28日：午前閣議決定により新型コロナウイルス感染症を感染症法に基づく指定感染症に指定

2月4日：ダイアモンド・プリンセス号陽性者10人に及ぶことが判明

2月9日・10日：厚生労働省が感染症病床以外の一般病床に暫定的に入院することを認める

2月25日：政府「基本方針」で、病床や人工呼吸器等の確保や地域の医療機関の役割分担など適切な入院医療の提供体制を整備することを示す

2月29日：安倍総理、記者会見で全国で5,000床の患者受入病床確保の方針を表明

3月1日：厚生労働省は感染症病床以外の一般病床に入院することを改めて認める。感染者が増えた時は、基礎疾患のない軽症者や無症状者は自宅で療養する方針を決める

3月6日：厚生労働省が都道府県に対し感染症拡大の場合の想定入院患者・重症者・外来患者の計算式（西浦モデルと同一）を提示し、必要な「医療提供体制」の確保を依頼

3月13日：新型インフルエンザ等対策特別措置法（特措法）改正案可決

3月13日：大阪府が感染者を一元的に調整する「フォローアップセンター」を設置

3月14日：安倍総理、記者会見で全国において12,000床の患者受入病床を用意したことを明らかにする

3月19日：厚生労働省通知、患者数が大幅に増えたときに備えた入院医療提供体制等の整備について重点医療機関の設置求める

3月25日：神奈川県、調整本部を設置し、症状に応じて患者を機能別の医療機関に振り分けることを開始（神奈川モデル）

3月28日：政府「新型コロナウイルス感染症対策の基本的対処方針」を定める

4月7日：安倍総理、特措法に基づき7都府県を対象に1回目の緊急事態宣言を発令

4月14日：大阪市長、十三市民病院を中等症以上の患者を受けるコロナ専門病院とすることを表明

4月30日：第1次補正予算案成立（病院の区分なく、空床確保の補助制度を予算措置）

5月25日：1回目の緊急事態宣言全面解除

5月25日：中医協持ち回り総会で、重症・中等症の患者受け入れ病院の診療報酬を3倍にすることについて了承を得る

6月12日：第2次補正予算成立（重点医療機関・協力医療機関への空床確保料の補助、新型コロナウイルス感染症緊急包括支援交付金、福祉医療機構による無利子・無担保等の危機対応融資などを予算措置

9月15日：閣議決定予備費使用（重点医療機関の特定機能病院、一般病院の空床確保料の増額）

12月25日：厚生労働省、新型コロナウイルス感染症患者等入院受入医療機関緊急支援事業を通知

2021年1月7日：1都3県に2回目の新型コロナウイルス感染症緊急事態宣言

1月22日：新型コロナ回復患者を受け入れる後方病院への支援策（救急医療管理加算1と二類感染症患者入院診療加算の3倍相当を併算定可、新型コロナを受ける療養病床を一般病床の入院基本料算定可）

2月3日：感染症法及び新型インフルエンザ等対策特別措置法改正案可決（まん延等防止等重点措置制度導入）

3月21日：2回目の緊急事態宣言全面解除

3月24日：厚生労働省今後の感染拡大に備え、都道府県の病床確保計画を見直すことを依頼（第3波の2倍程度の感染者を想定）

4月5日：宮城県、大阪府及び兵庫県の区域において、まん延防止等重点措置が発令（その後東京都、埼玉県、千葉県、神奈川県を始めとする多くの都道府県に拡大）

4月25日：東京都、京都府、大阪府、兵庫県に3回目の緊急事態宣言（その後愛知県、福岡県、北海道、岡山県、広島県、沖縄県などに拡大）

5月11日：厚生労働省「新型コロナウイルス感染症から回復した患者の転院を受け入れる後方支援医療機関の確保について」を通知

症が特措法の対象となる。

　3月14日、安倍総理は記者会見で全国において12,000床の患者受入病床を用意したことを明らかにする。3月19日には、厚生労働省は通知で患者数が大幅に増えたときに備えた入院医療提供体制等の整備について重点医療機関の設置を求める。

　3月28日、政府は「新型コロナウイルス感染症対策の基本的対処方針」を定める。4月7日、安倍総理は特措法に基づき7都府県を対象に緊急事態宣言を発令する（1回目）。4月30日には第1次補正予算案が成立し、病院の区分なく、新型コロナウイルス患者受入のための空床確保の補助制度の予算措置が行われる（1人10万円の特別定額給付金と同じ補正予算）。国の医療機関等への財政措置は、図表2－8のように数次に渡って行われることになる。

　5月25日には、感染者の減少により、1回目の緊急事態宣言が全面解

図表2－8　国の医療機関等への財政措置

一次補正（令和2年4月30日成立）【1,490億円】	（医療提供体制整備等の緊急対策）

① 新型コロナ緊急包括支援交付金の創設
② 診療報酬の特例的な対応（重症の新型コロナ患者への一定の診療の評価を2倍に引上げ 等）※4/24予備費
③ 福祉医療機構の優遇融資の拡充（以降、累次の対応）

二次補正（令和2年6月12日成立）【16,279億円】	（事態の長期化に対応した広範な対応）

① 新型コロナ緊急包括支援交付金の増額及び対象拡大
　・重点医療機関（新型コロナ患者専用の病院や病床を設定する医療機関）の病床確保等
　・患者と接する医療従事者等への慰労金の支給
　・新型コロナ疑い患者受入れのための救急・周産期・小児医療機関の院内感染防止対策
　・医療機関・薬局等における感染拡大防止等の支援
② 診療報酬の特例的な対応（重症・中等症の新型コロナ患者への診療の評価の見直し（3倍に引上げ）等）※5/26予備費

予備費（令和2年9月15日閣議決定）【11,979億円】	（コロナ受入病院への支援やインフルエンザ流行期への備え）

① 新型コロナ患者を受け入れる特定機能病院等の診療報酬・病床確保料の引上げ　国による直接執行
② インフルエンザ流行期への備え　国による直接執行
　・インフルエンザ流行期における発熱外来診療体制確保支援
　・インフルエンザ流行期に新型コロナ疑い患者を受け入れる救急医療機関等の支援
③ 医療資格者等の労災給付の上乗せを行う医療機関への補助　国による直接執行

三次補正（令和3年1月28日成立）【13,532億円】	（病床の確保や、小児科を含む地域の医療機関への支援）

① 診療報酬の特例的な対応による新型コロナからの回復患者の転院支援
② 重点医療機関への医師・看護師等派遣の支援強化（既存予算により対応）
　・医師：1時間7,550円→15,100円／医師以外の医療従事者：1時間2,760円→5,520円／ 業務職員等：1時間1,560円→3,120円
③ 診療報酬の特例的な対応による小児科等への支援
④ 診療・検査医療機関の感染拡大防止等の支援（診療・検査医療機関：100万円）　国による直接執行
⑤ 医療機関・薬局等における感染拡大防止等の支援　国による直接執行
　・病院・有床診：25万円＋5万円×許可病床数／ 無床診：25万円／ 薬局・訪問看護ステーション・助産所：20万円
⑥ 新型コロナ緊急包括支援交付金の増額（病床や宿泊療養施設等の確保）

予備費（令和2年12月25日閣議決定）【2,693億円】	（感染拡大を踏まえた病床確保のための更なる緊急支援）

○ 病床が逼迫した都道府県において、確保病床数（※）に応じて以下の金額を補助　国による直接執行　※令和2年12月25日から令和3年5月11日までの最大確保病床数
　・重症者病床数×1,500万円／ その他の重症又は疑い緩和患者用病床数×450万円

＋　緊急事態宣言が発令された都道府県においては、以下の金額を上乗せ（令和3年1月7日要綱改正）
　・令和2年12月25日以降新たに割り当てられた確保病床数×450万円(緊急事態宣言が発令されていない都道府県も、新規割り当て病床は300万円を上乗せ)

上記の金額は、国や都道府県から直接執行する補助金の額を記載したものであり、診療報酬等で措置する額は含まれていない。

2021年4月15日財政審分科会参考資料

除される。同日、中医協は持ち回りで総会を開催、特例として、重症・中等症の新型コロナウイルス感染症患者の受け入れ病院の診療報酬（救急医学管理加算１、救命救急入院料１、特定集中治療室管理料１・３など）を３倍にすることについて了承を得た。

　６月12日には第２次補正予算が成立し、重点医療機関・協力医療機関への空床確保料の補助、都道府県への新型コロナウイルス感染症緊急包括支援交付金、福祉医療機構による無利子・無担保等の危機対応融資などが予算措置される。新型コロナウイルス感染症緊急包括支援交付金は、新型コロナウイルスへの対応として緊急に必要となる感染拡大防止や医療提供体制の整備等について、地域の実情に応じて実施することができるよう、都道府県の取組を包括的に支援することを目的とした補助金で、国の負担は10分の10と手厚いものとなっている。さらに９月15日には予備費使用の閣議決定で、重点医療機関の特定機能病院、一般病院の空床確保料が増額される。

　11月以降、第３波による入院患者の急増により病床が逼迫し、12月25日には厚生労働省は新型コロナウイルス感染症患者等入院受入医療機関緊急支援事業を通知し、新たな病床の確保を目指す。2021年１月７日には１都３県に新型コロナウイルス感染症緊急事態宣言（２回目）が発令され、同月13日には７府県が追加される。１月22日新型コロナ回復患者を受け入れる後方病院への支援策として、救急医療管理加算１と二類感染症患者入院診療加算の３倍相当を併せて算定可能とし、新型コロナ感染患者を受け入れる療養病床を一般病床の入院基本料として算定可能とした。２月３日には感染症法及び新型インフルエンザ等対策特別措置法の改正案が可決され、まん延等防止等重点措置制度が導入される。感染症法の改正では、感染症の発生を予防し、またはそのまん延を防止する措置について「協力を求める」規定はあったが、新たに従わない時は「勧告」、「公表」できる規定が設けられた。新型インフルエンザ等対策特別措置法の改正では新たに「まん延防止等重点措置」の規定が創設された。まん延防止等重点措置は図２－９のように特定地域からのまん延を抑え

るための対応で、区画や市町村単位で政府が指定する。

　その後、陽性者・入院患者の減少を踏まえて、２回目の緊急事態宣言
は、３月21日には全都道府県で解除された。解除を踏まえて、厚生労働
省は、３月24日に全国の自治体に向けて「今後の感染拡大に備えた新型
コロナウイルス感染症の医療提供体制整備について」を通知する。通知
では、「緊急事態宣言の解除後においても、病床・宿泊療養施設の確保
に万全を期すとともに、感染拡大が短期間で急速に生じる場合もあり得
る」ことから、４月中までに「感染者数の大幅増（例えば今冬の１日当
たり最大感染者数の２倍程度を想定した緊急的な患者対応を行う方針・
体制を早急に検討）する」ことを求めている。第３波の病床確保もぎり
ぎりであった各自治体にとって、非常に困難な目標となっている。厚生
労働省も新型コロナウイルスの感染患者数が第３波を超える可能性を踏
まえた依頼であり、「上記体制は一般医療を相当程度制限せざるを得な

図表２−９　緊急事態措置、まん延防止等重点措置等について

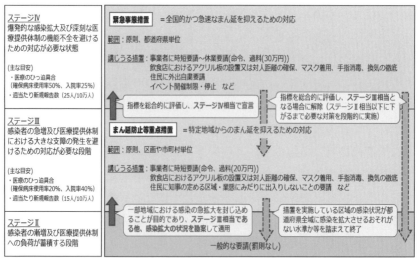

内閣官房HP「新型コロナウイルス感染症緊急事態宣言

いものであり、時限の緊急避難的な対応であることに留意する必要がある」ことを明示している。

　2回目の緊急事態宣言が解除されたものの、新たに感染力が強く、重症化のスピードの速い変異ウイルスN501Yが国内でまん延し始める（第4波）。感染者の急増に対して、4月5日に宮城県、大阪府及び兵庫県の区域において、まん延防止等重点措置が発令される。その後、まん延防止等重点措置は多くの都道府県に拡大される。感染者の急増が続く中、4月25日には、東京都、京都府、大阪府、兵庫県に3回目の緊急事態宣言が発令される。その後、緊急事態宣言は、愛知県、福岡県、北海道、岡山県、広島県、沖縄県などに拡大している。

　変異ウイルスN501Yのまん延により、重症者が急増し、特に関西の自治体では病床不足から重症患者の受け入れ不能状態が広がった。各都道府県では、実際の重症患者の増加に対応した病床の確保に追われた。

　5月11日、厚生労働省は、「新型コロナウイルス感染症から回復した患者の転院を受け入れる後方支援医療機関の確保について」を通知し、中小病院に対して、重症・中等症から回復した患者の転院を促している。

　6月17日、厚生労働省は3月24日の通知に基づく、各都道府県の病床・宿泊療養施設確保計画の見直しのとりまとめ結果を公表する。とりまとめでは、最終フェーズにおいて確保病床数が35,196床、確保居室数が38,159室とされた。

　しかし、取りまとめ発表後に発生した第5波では、東京都など首都圏において確保病床をはるかに超える感染患者が発生し、病床確保が追いつかない事態が発生した。東京都内において、自宅待機していた感染患者の容態が急変しても受け入れ病床がなく、救急車で何時間も待機を強いられたり、自宅で死亡している事例が発生する。医療崩壊と呼ぶべき事態に直面することとなった。

　新型コロナウイルスなど新興感染症の患者は、国や地方自治体の予測を超え急激に拡大する。感染症の患者の受け入れ体制は、それまでの医療の歴史の積み上げで作り上げてきたもので、簡単には変えることがで

きない。特に民間医療機関の病床が多くを占めるわが国において感染症病床を確保することは困難を伴う。本稿を執筆している、2021年8月16日現在、第5波がどのように終息し、さらに新型コロナウイルスの蔓延がどのように展開していくか全く予測できない。

　今後も新たな新興感染症が発生することは確実であり、新型コロナウイルスの病床確保政策の反省を踏まえて、次の新興感染症の医療体制の確立を図っていくことが必要と考える。自治体病院は、新たな新興感染症に対する医療体制の確立において大きな役割を果たすものと考える。

7　具体的な都道府県の病床確保政策

　新型インフルエンザ等対策特別措置法第7条は、都道府県知事に、政府行動計画に基づき、当該都道府県の区域に係る新型インフルエンザ等対策の実施に関する計画を作成することを求め、計画において医療従事者の確保その他の医療の提供体制の確保に関する措置を定めることとしている。

　今回の新型コロナウイルスの蔓延に対し、都道府県は新型コロナウイルスの患者受入病床の確保に追われた。前述のように、都道府県が、様々な経営形態の地域の病院に対し、新型コロナウイルスの病床を権力的に確保させることは難しい。現行の法制度の下では、各病院の自主的な協力に委ねるのが原則である。国や都道府県の号令によって医療機関が一斉に動くわけではない。国や都道府県が医療機関に関与できる権限は、図表2-2のように、新型インフルエンザ等対策特別措置法や感染症の予防及び感染症の患者に対する医療に関する法律（感染症法）に基づく、限定されたものであり、実際に行使するのは簡単ではない。都道府県が各医療機関に対して協力を得られるように、十分な財源措置を含めた、粘り強い説得と誘導措置が必要となる。自治体病院は、地方自治体が設置する病院であり、新興感染症など地域の医療課題に対応することを使命としているので協力は得られやすい。国立病院や公的病院も、公的な

性格を持ち、複数の病院を持つ組織に属していることから、病院財政的に弾力性があり協力は得られやすい。

　本項目では、都市部の都道府県においてどのような病床確保策が取られたか分析を行う。正直、筆者が入手した各都道府県の情報量に差があり、記述の内容にかなり格差が存在する。ライブ感のある状況分析としてお許しいただきたい。

　図表2－10は都市部の都道府県の人口、病院の病床数、国・公的病院、医療法人・個人、国立大学・私立学校法人病床数、病床割合、第3波のピーク時の2021年1月6日時点の新型コロナウイルス患者受入病床数、入院者、病床利用率のグラフである。各都道府県の病床確保の状況を細かく見ると、具体的な病床確保は、都道府県ごとに人口、都市か地方か、医療提供体制の状況、国立病院・自治体病院・公的病院・民間病院の割合、地方自治体の組織体制、首長のパーソナリティなどの状況で全く異なる。同じものは一つとして存在しない。新興感染症の受け入れ体制には地域性があると言える。

　北海道は、政令指定都市の札幌市のほか、旭川、函館、苫小牧、釧路、帯広、北見などの拠点都市が立地し、それぞれの拠点都市には国公立・公的病院が立地し高度急性期医療を提供している。また各地域には地域唯一の医療機関として多くの自治体病院（89病院：2019年医療施設調査）が立地することから、国・公的病院の割合が29％（うち自治体15％）と高い自治体になっている。その一方、札幌市は、民間病院が数多く立地し（医療法人・個人病院割合78％）、国公立・公的病院の割合は14％（うち自治体5％）と低い状況にある。

　『全国自治体病院協議会雑誌2020年10号』で、市立札幌病院の向井正也病院事業管理者・院長が、第1波における新型コロナウイルス患者の受け入れ状況について報告をされている。市立札幌病院は、1月27日に初めての患者を受け入れて以降、札幌市内唯一の自治体病院（他に医育機関として公立大学法人札幌医科大学がある）として積極的に重症者や介護の必要な感染患者の受け入れを行ってきた。論文では、札幌市内の

図表２−10　都市部都道府県人口・病床数・新型コロナ確保病床

	全国	北海道	埼玉県	千葉県	東京都	神奈川県	愛知県	京都府	大阪府	兵庫県	福岡県
人口（単位万人：2018年推計）	12,644	529	733	626	1,382	918	754	259	881	548	511
総病床数	1,529,215	93,167	62,753	59,309	127,422	74,020	67,121	34,633	105,441	64,440	83,874
国・公的病院	440,288	26,981	9,786	13,105	24,065	17,119	22,384	9,522	21,100	17,930	12,857
うち自治体病院	221,898	13,628	4,413	7,417	11,533	10,038	12,147	4,445	10,668	12,590	4,399
医療法人・個人	872,261	60,076	43,770	39,165	61,384	41,492	37,555	19,155	70,464	40,373	58,794
国立大学・私立学校法人	54,068	1,570	4,894	5,157	20,008	6,690	3,784	1,235	4,677	2,149	4,770
国・公的病院病床割合	29%	29%	16%	22%	19%	23%	33%	27%	20%	28%	15%
うち自治体病院病床割合	15%	15%	7%	13%	9%	14%	18%	13%	10%	20%	5%
医療法人・個人病床割合	57%	64%	70%	66%	48%	56%	56%	55%	67%	63%	70%
国立大学・私立学校法人病床割合	4%	2%	8%	9%	16%	9%	6%	4%	4%	3%	6%
新型コロナ確保病床数（2021年1月6日現在）	27,650	1,811	1,267	1,144	4,000	1,555	1,102	416	1,572	756	600
新型コロナ確保病床数/人口千人当	0.22	0.34	0.17	0.18	0.29	0.17	0.15	0.16	0.18	0.14	0.12
入院者数（2021年1月6日現在）	13,093	835	826	531	3,134	673	649	249	1,040	530	392
病床使用率（2021年1月6日時点）	47%	46%	65%	46%	78%	43%	59%	60%	66%	70%	65%

病床数については医療施設調査（2019年10月１日現在）、新型コロナ確保病床、入院者数は「療養状況等及び入院患者受入病床数等に関する調査について」により作成
国の病院から国立大学法人を削除し、国立大学・私立大学・私立学校法人で計算、公立大学病院は自治体病院に含まれる
東京都保健医療公社は公益財団法人設置であるが、新型コロナウイルスでの対応を踏まえて公的病院・自治体病院にカウントした
１月６日以降、神奈川県と京都府は確保病床数を精査し、神奈川県1939床→1555床、京都府720床→416床に減らしており、減少後のデータで計算している

３次救急医療機関は２つの医大病院を含め５つの病院で担っており、そのうち市立札幌病院と国立病院機構北海道医療センターが新型コロナウイルスの患者に対応することとされたこと、二次救急担当医療機関において発熱がある場合、新型コロナウイルス感染を否定できないために、感染疑似患者として受け入れ不能とした医療機関が相次ぎ、救急車の搬送に困難をきたしたこと、新型コロナウイルスの感染患者の受け入れについて、現在の本館建物建築後、北海道から移管を受けた後から追加建築した感染症病棟が、スタッフが移動するには遠く、当初は入院患者を受け入れたが、その移動距離の長さから患者受け入れ休止したこと、その後は、本館建物にある精神科病棟、一般病棟などに順次患者を受け入れる病床を変え、同時にスタッフの確保のため一部の病棟を閉鎖したこと、初期におけるICUの患者の受け入れ体制の遅れとその後の体制確保など、興味深い報告が行われている。

　筆者が居住し、かつて県庁に勤務していた埼玉県は、国・公的病院の割合が16％（うち自治体病院７％）と低い状況にある。人口10万人当たりの医師数も169.7人と全国平均の246.7人（2018年医師・歯科医師・薬剤師統計の概況）に比べて少なく、全国ワースト１である。病床割合の70％を占める医療法人・個人病院も中小病院が多く、患者の受け入れが難しい病院が多い。第１波の時点から患者の入院受け入れに困難をきたし、４月には自宅療養をしている患者の死亡例が報道された（朝日新聞2020年４月23日「知事『自宅療養やむを得なかった』埼玉の軽症男性死亡」）。患者が急増した第３波の2021年１月６日時点の病床利用率は65％に達した。

　「医療過疎県」のハンデを負いながら埼玉県は苦労しながら病床の確保に追われた。大野元裕埼玉県知事は、経費負担や風評被害を恐れる病院に直接電話をかけるなどして協力を取り付けていった（2021年４月14日毎日新聞記者コラム）。

　病床の不足に悩みながら、埼玉県は確保病床を効率的に運用し確保する方策を生み出す。患者を受け入れる医療機関（入院患者受入医療機関）

は、回復後の患者の受け入れ先が見つからず病床が埋まったままという状況になりやすい。埼玉県は、回復後患者を受け入れる「後方支援医療機関」のリストを作成し、入院患者を受け入れている医療機関と共有を行った。後方支援医療機関は、県の救急医療情報システム上で、患者転院調整業務に必要な情報（提供可能な診療行為など）を日々更新し、入院患者受入医療機関は同システム上で個々の患者の条件にあった後方支援医療機関を検索し、医療機関間での転院調整を行うというものである。埼玉県の試みは厚生労働省を通じて全国の自治体担当者に紹介されている（2021年３月19日厚生労働省新型コロナウイルス感染症対策推進本部「新型コロナウイルス感染症に係る後方支援医療機関の確保に関する自治体の実践例や、G-MISの調査項目追加について」）。

　埼玉県庁には、元埼玉県職員であった筆者のかつての仲間が多数新型コロナウイルス関係の仕事についており、その大変さは自分のこととして感じられる。研究者になっていなければ、自分が担当となっていたかもしれない。各地域の医療体制の状況は歴史的な積み重ねでできあがったもので、その時点での担当職員の責任ではない。研究者として、安易な批判はできないことを感じる。

　もう一つ埼玉県の新型コロナウイルス病床確保について記述するならば、2020年１月に新病院をオープンさせたさいたま市立病院の建替えがある。さいたま市立病院（637床）は、浦和市立伝染病院、結核療養所を発祥とする。埼玉県における中心的な感染症指定医療機関（第二種感染症病床10床、結核病床20床）であるものの、建物が老朽化していた。2012年度に外部有識者を中心とした「さいたま市立病院施設整備検討委員会」が設置され、筆者も委員となった。病院建替えの方法について一部改修・一部新築という案もあったが、動線のことを考え、敷地内に全面建替する案を提案した。最終的には全面建替えとなり、2019年12月29日に新病院が開院した。結果として、新型コロナウイルスの蔓延にぎりぎり間に合った形となった。第３波においては、新病棟の中で50床の新型コロナウイルス病床を確保し、解体を先送りした旧病棟は感染外来と

して使われている。

　千葉県は、国・公的病院の割合が22％（うち自治体病院13％）と、自治体病院の病床の割合は埼玉県の約２倍程度ある。明治時代初期に設立され歴史のある千葉大学医学部が、自治体病院に医師を派遣したこともあり、自治体病院の数も病床数も埼玉県に比べて圧倒的に多い。自治体病院としての全国一の病床数を持つ国保旭中央病院（989床）や君津中央病院（660床）、松戸市立総合医療センター（600床）、船橋市立医療センター（449床）、千葉市立青葉病院（369床）などの中核病院が数多く立地する。同じ首都圏の自治体でも歴史により自治体病院の設置状況は大きく異なる。

　筆者は、千葉県においても松戸市立総合医療センターの建替え問題に関わった。国保松戸市立病院を現地に建て替えるか別な場所に移転建て替えを行うかについて、市を二分する論争になったが、現地の狭小敷地に病床を大幅に減少させて建替えを行う案ではなく、別な土地に600床の病床数を確保して新病院を設置したことは結果として患者の受け入れにはプラスになったと考える（興味がある方は医学書院『病院2018年７月号』「松戸市立病院の建て替え問題」をお読みいただきたい）。

　東京都は、国・公的病院の割合が19％（うち東京都保健医療公社を含む自治体病院９％）であり、自治体病院11,533床のうち、都立病院・公社病院の病床数は7,246床で62.8％を占める。患者が急増した2021年１月６日現在の確保病床数4,000床に対して入院者数は3,134人で、病床利用率は78％に達し病床の逼迫が明らかになった。2021年１月５日の日本経済新聞は「都立病院を重点拠点にコロナ対応、医療資源を集約」として、東京都が新型コロナウイルスの感染拡大を受け、都立・公社病院をコロナ患者受け入れの重点拠点とする方向で検討していることを報道している。同報道では、東京都は医療資源を集約し、原則全ての都立・公社病院で患者を受け入れることで、専用病床の上積みを行う。現在の入院患者は他医療機関に転院させるなど対応を検討し、14の都立・公社病院で合計１千床規模での確保を目指すとしている。2021年１月15日には、都立広

尾病院、医療公社荏原病院、医療公社豊島病院の3病院を新型コロナウイルス対応の重点医療機関にすると発表された。1月15日時点の4,000床の確保病床のうち都立病院・公社病院の病床は約1,100床であり、3病院の重点医療機関化により約1,700床へ増やすとされている（日本経済新聞2021年1月15日「都立広尾など公的3病院、コロナ重点医療機関に」）。

　東京都のコロナ専用施設は、2020年8月に旧都立府中療育センター施設（100床）と東海大学医学部付属東京病院（60床）がコロナ専用施設となることが発表され、運用されていた。しかし、医療従事者の確保の問題などから2021年1月上旬の時点で一部の病床しか運用できていないという報道がなされている（2021年1月5日日本経済新聞記事）。

　他自治体の対応状況と比較すると、東京都立病院・公社の新型コロナウイルス蔓延への対応はやや遅れがちであるように思われる。要因は様々なものがあると思われるが、筆者としては都立病院の最高責任者が東京都の事務職であることを指摘しておきたい。そもそも東京都立病院は地方公営企業法の一部だけが適用されており、病院事業の管理者を置いていない。通常の行政組織と同じように、責任者（病院経営本部長）は事務職である。事務職の責任者が都立8病院の院長（医師）の上に立つ形になっている。新型コロナウイルスのような緊急事態に医療の専門家でない事務職が一歩先を読んだ対応ができるのか疑問の面もある。少なくとも筆者の経験からは、医師は医師資格を持たない事務職員の言うことを聞かない。1988年に設立された公益財団法人東京都保健医療公社は、公社設立の2病院のほか、都立病院改革で都立豊島病院、都立大久保病院、都立荏原病院、都立多摩老人医療センターが公社に移管されている。かつては、理事長は都を定年退職した天下りの事務職員であったが、小池知事の外郭団体見直しで前豊島病院病院長の医師が理事長に就任している。

　もう一つ指摘しておきたいのが、人事・財政・経営部門の事務職が強い権限を持っている都立病院における職員定数の機械的な抑制である。図表2−11は東京都立病院の職員数の推移のグラフである。東京都立病

図表２−11　東京都立８病院の職員数の推移

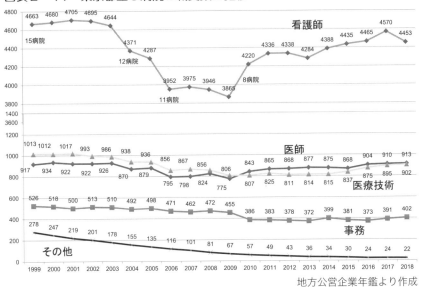

地方公営企業年鑑より作成

院事業は、1999年度の15病院から、2000年度14病院、2003年度13病院、2004年度12病院、2006年度11病院、2010年度８病院の体制に減らしてきた。８病院体制になっても東京都の職員定数の対象となることから職員採用は抑制の傾向にあり、2010年度から2018年度まで職員数は、看護師233名、医療技術職95名、事務職16名しか増えていない。医療が高度化・専門化している中で、病院の医療を維持し収益を向上していくためには必要な職員数を確保することが必要となる。過剰な職員採用の抑制は職員の疲弊と収益の伸び悩みを招く。さらに、新型コロナウイルスの患者受け入れなどの緊急時には余裕のある職員数が必要となる。筆者には、職員定数の機械的な抑制による職員の余裕のなさが、新型コロナウイルスの対応が遅れた要因の一つになっているように思われてならない。

　現在、東京都は、2022年度内を目標に都立病院・公社病院の経営を統合し、地方独立行政法人化することを目指している。筆者は地方独立行政法人化をすれば必ず経営が良くなるとする立場に立たない。しかし東

京都の場合、経営統合により14病院が一体運営できるメリット、地方独立行政法人化により東京都の職員定数の枠から外れ、職員採用が弾力化することにより経営が改善する可能性があることを指摘したい。法人の理事長は都を定年退職した天下りの事務職ではなく、絶対に医師にすべきである。

　東京都の病床の特徴は国立大学・私立学校法人の病床割合が16％と高いことがある。今回、複数の報道機関から都内の大学病院が中等症や軽症の新型コロナウイルスの患者を受けていないのではないかという質問を受けた。都内の大学病院は、戦時中に東京医科歯科大学、順天堂大学が医学専門学校を設置したのが一番遅く、明治時代に開設された東京大学医学部附属病院以降、私立医大も明治から昭和初期に設立されている。地価の高い東京都内に大学病院があることから建替えをすることは困難を伴う。実際に調べたものではないが、相当数の病院の建物が古く多床室が相当あるのではないかとみている。その中に難病などの高度専門医療が必要な患者が入院しておられ、新型コロナウイルスの患者を受け入れた場合、それらの患者を受け入れる病院はない。当然、重症の患者は高度専門医療機関として積極的に受けるべきであるが、中等症・軽症の患者は市中病院が中心となって受けるべきと考えるというコメントを記者に対して話した。

　神奈川県は、国・公的病院の割合が23％（うち自治体病院14％）であるが、自治体病院の10,038床のうち1,400床は横浜市立大学の附属2病院の病床で、大学病院を除く8,638床は11.7％に当たる。神奈川県の自治体病院は、2020年2月上旬のダイヤモンド・プリンセス号の感染患者受け入れにより、自治体病院の中でも最も早い時期に多数の患者の受け入れを行った病院群である。『新型コロナウイルスとの闘い　現場医師120日の記録』（地域医療・介護研究会JAPANほか共著、PHPエディターズグループ刊）では、横浜市立市民病院石原淳院長、川崎市立川崎病院金井歳雄院長の報告が掲載されている。2つの報告とも未知の感染症に対して試行錯誤で対応する様子が生々しくレポートされており、参考となる。

　ダイヤモンド・プリンセス号での患者受け入れの経験を活かし、神奈川県は新型コロナウイルスへの対応に対して「神奈川モデル」と呼ばれる様々な先進的な施策を打ち出している。図表2−12のように、人工呼吸器やECMOを使用する重症の感染者は高度医療機関が対応し、酸素投与やプラスαの対応が必要な中等症の感染者については、新たに「重点医療機関」を設置して集中的に受け入れを行う。高齢者や基礎疾患を持つ人を除く無症状・軽症の感染者は自宅や宿泊施設で療養することで病床の確実な確保を目指した。さらに、現場の調整をサポートするため、県庁内にDMATの医師を配置して搬送調整を行っている。

　先進的な神奈川モデルにおいても、第3波のピークに際しては、宿泊療養や自宅療養の入院待機者に死亡者が発生する。筆者が参加した2021年5月29日の自治体学会川崎大会プレ大会のパネルディスカッションにおいて、神奈川県の医療危機対策室の篠原仙一室長に対して「これまで一番厳しい状況におかれたと感じたのはどういう状況か」という質問を行った。篠原室長は、「急激に容態が悪化する感染者が増大する中で、

図表2−12　神奈川モデル

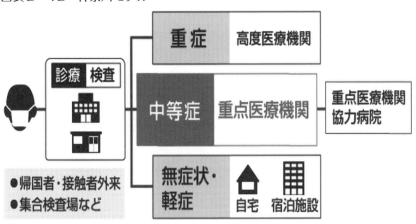

神奈川県HP:新型コロナウイルス感染症対策の医療提供体制「神奈川モデル」
https://www.pref.kanagawa.jp/docs/ga4/covid19/ms/index.html

自宅待機者への電話や搬送の調整にはマンパワーが不足した。即応病床は1,439床あったが、実際の稼働数がなかなか上がらなかったことである」と答えられた。

　第３波の病床の逼迫に対して神奈川県は次なる感染拡大に向けて積極的に病床の確保を目指す。各病院の病床確保計画について、フェーズ１（927床）〜フェーズ４（1,790床）までフェーズごとに各病院で確保する病床数を明確化して個別に協定を締結した。図表２−13のように重点医療機関協力病院の増加を積極的に行い、神奈川モデル認定医療機関数は12月28日の106病院から３月16日の175病院に増加している。これは県内病院の60％に相当する数字である。

　確保した病床を効率的・効果的に活用するための取組として、2020年12月に「入院優先度判断スコア」による入院基準の運用が開始されている（2021年５月に改定）。

　自宅療養のフォローアップについては、これまでは行政が患者の様子を「見て」いたが、図表２−14のように、訪問可能な医療機関や訪問看護ステーションにおいて医療視点で「診る」モデルを導入し、悪化リス

図表２−13　第３波後の神奈川モデル認定医療機関数

最終認定日	12月28日		2月8日		3月2日		3月16日	
	病院数	後方支援病床数	病院数	後方支援病床数	病院数	後方支援病床数	病院数	後方支援病床数
高度医療機関	24		24		24		24	
重点医療機関	16		21		22		23	
重点医療機関協力病院	92		119		157		158	
うち、後方支援病院（協力④で、高度・重点除く）	55	205	86	342	121	493	120	580
うち、協力B病院（協力③単独を除く）	9	24	33	93	62		63	
上記　計	132		164		203		205	
神奈川モデル認定医療機関数（重複の認定を除く）	106		136		175		175	

県内病院の60％

2021年５月29日自治体学会川崎大会プレ大会神奈川県医療危機対策室篠原仙一室長資料

図表2-14　自宅療養患者の新しいモデル

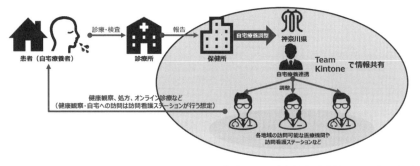

自宅療養患者を医療視点で「診る」モデルへ

悪化リスクのある患者、悪化が疑われる患者の早期医療介入を可能とする新体制を目指します。

2021年5月29日自治体学会川崎大会プレ大会神奈川県医療危機対策室篠原仙一室長資料

クがある悪化が疑われる患者の早期医療介入を可能とする体制の構築が進められている。すでに、藤沢市・鎌倉市において導入がなされているという。

　神奈川県の場合、阿南英明、畑中洋亮の2人の外部人材が医療危機対策統括官となって政策立案を行っているのが特徴で、提案は黒岩祐治知事に報告され、決定がされているという。新型コロナウイルスの政策決定には、専門家の現場の視点に立った専門的知識が必要であり、神奈川県の政策決定のあり方はモデルというべきである。

　なお、神奈川県は2021年1月26日に新型コロナウイルスの感染患者を最大限受け入れる「最大確保病床数」について、これまでの県内76病院1,939床（うち重症者用200床）から県内91病院1,555床（うち重症者用190床）に修正すると発表した。従来の数字は2020年の春に実施した聞き取り調査に基づくものであったが、改めて調査した結果、病床数が減ることになった（神奈川新聞2021年1月26日「神奈川県の最大確保病床1939→1555に、病床使用率は上昇へ」）。2020年春の調査は、新型コロナウイルスの急激な拡大に合わせて急いで行ったものであり、現実の数値

と異なることはやむを得ない面があると考える。

　愛知県は、国・公的病院の割合が33％（うち自治体病院18％）と最も高い自治体であるが、政令指定都市の名古屋市は急増する新型コロナウイルス感染症の患者の受入に苦しんだ。2021年1月15日の名古屋テレビは「入院調整、20病院から断られたケースも名古屋の感染症対策本部『優先度つけるのが苦しい』」というテーマでニュース報道を行っている。名古屋市の新型コロナウイルス感染症対策本部にある入院患者調整チームにカメラが入り、「症状があって苦しい中で、すぐに入院できるのが理想。しかし今はどの病院も満床で、優先度をつけて上から順番に入れていかなければならないのが、すごく苦しい。市内20か所の病院にかけても決まらなくて、愛知県に依頼をかけたというのもある」と担当者は発言している。報道では、1月14日夜の時点で名古屋市が確認した感染者のうち275人が入院しているが、市内の医療機関に確保している病床数は215床で、名古屋市外に搬送するケースが少なくないという。1月6日時点の愛知県の確保病床は1,102床であるので、名古屋市内の確保病床は19.5％程度と考えられる。

　名古屋市における病床の逼迫の要因については様々なものがあると思われるが、筆者としては、名古屋市が、市立病院について経営改革の見地から、5病院1,594床体制（東市民538、守山市民200、城西305、城北251、緑市民300：2003年12月「市立病院整備基本計画」時点）から、3病院1,288床体制（東部医療488、西部医療500、緑市民300）に再編したことを指摘しておきたい。3病院のうち緑市民病院は医療法人に指定管理者制度により運営を委ねている。西部医療センターは『小児・周産期医療』と『がん医療』中心の病院となっており、新型コロナウイルスの患者は東部医療センターが受け入れた。結果として急増する患者に対して患者を受けきれない事態を生じることとなった。

　医療提供体制の効率化は筆者も必要と考え、論文等でも訴えてきた。東部医療センター・西部医療センターへの再編は必要と考えるが、4病院を廃止ないし指定管理化したのは結果としてバッファーとなる病床を

なくし、新型コロナウイルスを受け入れる病床の余力を失う結果となったと考える。過去には新自由主義的な考えが強かった筆者が、その時点で名古屋市役所に勤務しても同じ政策判断を行ったかもしれない。当時の自分の考えを振り返ると反省することも多い。

　名古屋市のケースで気になるのが、愛知県と名古屋市の関係である。2つの自治体の首長の仲が良くないことは知られている。愛知県内の報道関係者を受けた時に聞くと、2つの自治体同士の連携も今一つであるという。患者の健康を考えると、県と政令市の患者の受け入れを一体化して市外搬送を積極的に進めるという対応も考えられる。自治体病院の多い愛知県であるので、県内の病床が不足すればさらなる病床数の確保も可能であるとも考えられる。

　京都府は、国・公的病院の割合が27％（うち自治体病院13％）の自治体である。京都府も神奈川県と同様に確保病床の見直しが行われている。2021年1月19日、西脇隆俊京都府知事、松井道宣府医師会長、夜久均府立医科大付属病院長は、新型コロナウイルス感染症用として確保している病床720床のうち、すぐに使用できるのは330床にとどまることを明らかにした。330床の使用率は82.7％に上るとされた（京都新聞2021年1月19日新型コロナ病床720床ですぐ使えるのは半分以下　使用率8割超「かなりひっ迫」京都府が公表）。2020年春の病床の確保の際に病床を多めに見積もったのが原因と思われる。京都新聞2021年1月25日「コロナ病床府公表の「720」突如半減」の記事では、府幹部の話として「課題として念頭にはあったが、これまでは病床の調整がうまく機能していたので、それほど危機意識はなかった」と発言している。第3波の感染拡大が予想を大きく超え、実態との乖離が顕著となってきたことで再調査をせざるを得なくなったことを報じている。

　その後京都府は、すぐ使用できる病床について20床を上積みし350床とした上で、症状が改善した感染者のリハビリなどに利用する療養支援病床を新たに111床設定し、感染者受け入れのための確保病床を416床に変更している。

　すぐに使用330床の経営主体はどのようになっているのか。京都府は内訳を公表していないが、京都新聞は独自調査で330床（33病院）のうち民間病院は17病院150床、公的病院は16病院180床で民間の病床数が全体の45％を占めていることを報道している。患者の受け入れも2020年１月30日から2021年１月22日までの入院患者2,394人のうち46％に当たる1,103人が民間病院に入院。54％に当たる1,291人は国公立・公的病院が受け入れをしているという。京都府については民間病院の貢献が大きいのが特徴的である。

　大阪府は医療法人・個人の病床割合が67％、国・公的病院の割合が20％（うち自治体病院10％）と医療法人・個人の割合が高い自治体である。その中で、まず患者を引き受けたのは自治体病院や公的病院であった。2020年３月13日の大阪府第８回大阪府新型コロナウイルス対策本部会議で、対策本部長の吉村洋文知事が、78床の指定医療機関（全て自治体病院）の病床を重症者向けに確保しながら、さらなる病床を用意することを指示する。３月16日には大阪府が府内の自治体病院に対して患者受入の説明会を行い、自治体病院全体で３月末に100床、状況次第では４月末に100床追加確保したい旨の要望を行った（佐藤博之柏原市立柏原病院院長「中小規模の自治体病院である当院の新型コロナウイルス感染症への対応」『自治体病院協議会雑誌11号』30頁）。さらに、大阪府は４月１日に重症患者用病床約300床、中等症患者用病床約2,700床の病床確保に向け、病床確保要請対象医療機関に病床確保の依頼文書を送り、同日公立・公的病院への再度の説明会を行い、全病院で病棟単位の病床確保の依頼、４月10日までの運用開始要望を行った（佐藤同論文30頁）。４月７日には、市立総合医療センター集中治療室を新型コロナ専用とし、重症者の救急受入を停止し、４月14日には松井一郎大阪市長が市立十三市民病院を中等症以上の患者を受けるコロナ専門病院とすることを表明する。７月１日には大阪府知事が重症者を受け入れる臨時医療施設「大阪コロナ重症センター」（仮称）を設立することを表明し、12月15日に運用を開始している。

　図表 2 −15は大阪府の新規陽性者数のグラフであるが、12月から 1 月にかけての第 3 波では大阪府内の新規陽性患者が急増し、病床の逼迫が深刻となる。2021年 1 月 6 日時点の病床利用率は66％に達する。 1 月19日、大阪府知事は、特別措置法第24条第 1 項の対策本部長による総合調整権に基づき大阪府病院協会と大阪府私立病院協会に対して、一般病床200床以上のうち協会に所属している14医療機関に 1 病院 2 床程度の病床確保を要請（協会に所属していない 2 医療機関には、同条第 9 項による協力要請を別途行う）し、確保が進まなければ特別特措法第33条に基づく「指示」を検討することを表明し、全国的なニュースとなった（日本経済新聞2021年 1 月19日「民間病院に病床確保迫る大阪、全国初の「指示」準備」）。 2 月 2 日には 2 つの病院協会、民間病院の努力により30床の目標を上回る45床を新たに確保できる見通しとなった（毎日新聞2020年 2 月 2 日）。

　大阪府知事の民間病院への要請は全国的な注目を集めたが、同じ 1 月

図表 2 −15　大阪府の新規陽性者数の推移（2021年 8 月14日現在）　単位：人

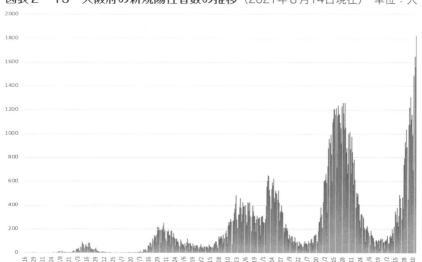

NHK特設サイト「新型コロナウイルス」データより作成

19日には、軽症中等症患者受入医療機関（主に自治体・公的病院）にも特措法を用いた新たな要請が行われている。病床運用計画の最大計画数の病床運用を開始していない、もしくは受入病床個室化等のため休止病床を有する自治体・公的病院等に対して、休止病床を活用した増床を要請するもので（ただし、軽症中等症病床運用率が概ね「85％」以上となった場合に運用）、想定確保病床は200床を予定していた。さらに感染者が増え病床が逼迫した時に、自治体病院・公的病院の空床部分に、他の病院からスタッフの派遣を受けて病床を確保しようとするという趣旨と思われる。民間病院も既に受けられる病院は新型コロナウイルスの患者を受けていたが、公平の観点から患者を受けていない民間病院で一定の病床確保を行い、自治体病院・公的病院の一層の病床掘り起こしで病床数を確保しようとするのが大阪府知事の意見表明の趣旨であったと考えられる。

　筆者は大阪府・大阪市の病床確保政策は、自治体病院・公的病院の病床割合が低い中で、積極的に病床確保に取り組んだ自治体と考えている。第3波において重症者の病床が逼迫した2020年12月15日に、大阪コロナ重症センターが開設されたことについては一定の評価をしている。しかし、その一方、同センターの開設にあたっては、勤務する看護師などのスタッフが不足したことは指摘しなければならない。建物だけあっても医療職員がいなければ患者を受け入れることはできない。2021年4月から5月にかけて、変異ウイルスN501Yが関西地方を席巻した第4波においては、行政の病床確保の努力を超えて感染者が発生し、図表2－16のように、多数の死亡者が発生する「医療崩壊」状態に直面した。大阪府の場合、現状の医療体制においては、病床確保は限界近くまで行ってきたと考える。後は、感染防止の観点から、早期にまん延等防止重点措置の発動ができたかである。図表2－17は大阪府の2021年3月から4月の新型コロナウイルス陽性者の最小（3月8日38人）から最大（4月28日1,260人）までの推移のグラフである。今回、国において2021年4月1日に4月5日からのまん延等防止重点措置が発令されている。3月22日

図表2-16 大阪府の死亡者数の推移 （2021年8月14日現在） 単位：人

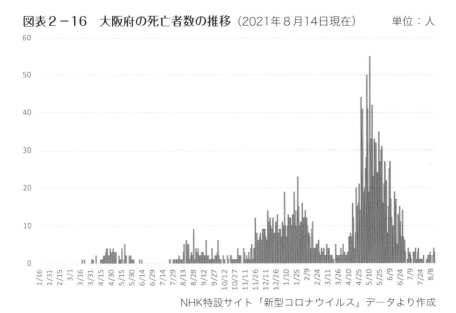

図表2-17 大阪府の新型コロナウイルス陽性者数の推移

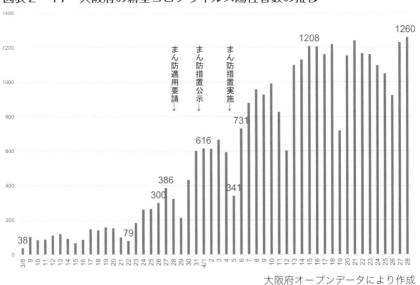

の79人から26日の300人、27日の386人まで急増する。大阪府は３月28日に国にまん延等防止重点措置の要請をしており、政策決定が先送りされたというほどの期間があったわけではない。陽性者数だけでなく、感染力と重症化のスピードの速い変異ウイルスN501Yの存在、若者の感染者数の増加傾向や重症者の病床状況など複合的に判断すべきであったが、難しい判断であることには変わりない。それでも、その後の感染症拡大と医療崩壊の状況を見れば、感染拡大の兆しがあれば早め早めに対応措置を取ることの必要性を教えてくれる。

　問題点を指摘するならば、国のまん延等防止重点措置の４月１日公示、５日からの発令の期間の長さであろう。また、まん延等防止重点措置を国の決定ではなく都道府県知事の決定に委ねるという政策決定の方法も制度論としては存在する。いずれにしても、今後、第４波における大阪府の政策決定のあり方については公衆衛生関係者等による精緻な分析があると思われるので、今後の議論に委ねたい。

　あと、大阪府内の自治体病院は、全国で最も自治体病院が非効率と批判された地域の一つであったことは指摘しておきたい。実際、1999年以降、大阪市立北市民病院（281床：1999年時点以下同じ）、大阪市立住吉市民病院（295床）、松原市立松原病院（221床）、公立忠岡病院（85床）が廃止、阪南市立病院（185床）、和泉市立病院（327床）に指定管理者制度が導入されている。

　兵庫県は、図表２−18で示すように、国・公的病院の病床割合が28％を占める自治体である。特に自治体病院の病床割合は20％と都市部の10の都道府県の中で最も高い。グラフにおいて、北海道・神奈川県・愛知県・京都府・大阪府は自治体病院の中に公立医科大学が含まれており、公立医科大学を持たない兵庫県の自治体病院の割合は非常に高いといえる。その一方、兵庫県の人口当たりの新型コロナウイルス受け入れ病床数は0.14と少ない。これは新型コロナウイルスの患者受入の大多数を自治体病院が引き受けてきたことに基づく。第１波においては、４月７日に県立加古川医療センターを「新型コロナウイルス感染症拠点病院（重

図表２−18　兵庫県における第３波までの新型コロナ患者受入状況

		延患者数	割合
全延患者		(7957) 78420	(100%) 100%
運営主体別内訳	県立病院	(3133) 21675	(39.4%) 27.6%
	その他自治体病院	(3295) 32744	(41.4%) 41.8%
	自治体病院小計	(6428) 54419	(80.8%) 69.4%
	公的病院等（国立病院機構病院・大学附属病院含む）	(1521) 14137	(19.1%) 18.0%
	自治体・公的病院等合計	(7949) 68556	(99.9%) 87.4%
	民間病院	(8) 9864	(0.1%) 12.6%

上段括弧書きのデータは重症者数
　　　　2020年３月23日から2021年２月28日までの厚生労働省EMISデータによる
　　　　兵庫県病院局病院事業副管理者八木聰氏資料を一部改編

症、中等症に重点）」、県立尼崎総合医療センターと神戸市立医療センター中央市民病院が「同重症等特定病院」に位置づけられ患者の引き受けを行った。その上で、兵庫県内を「神戸市内」と「県内その他の地域」に分け、神戸市内は市立中央市民病院が、県内その他の地域は県立２病院が他の自治体病院・公的病院、一部の民間病院で対応している（兵庫県病院局病院事業副管理者八木聰「兵庫県立病院での新型コロナウイルス感染症への対応」『新型コロナウイルスとの闘い現場医師120日の記録』PHPエディターズグループによる）。図表２−18は、厚生労働省の広域災害救急医療情報システム（EMIS）による兵庫県の第３波まで（2020年３月23日から2021年２月28日）の数字である。全患者78,420人（うち重症者7,957人）のうち、自治体病院で54,419人（うち重症者6,428人）を受けている。全患者の69.4％、全重症者の80.8％を自治体病院で引き受けている。

　兵庫県については、自治体病院を中心にして患者を受けてきたが、受

け入れ病床が2021年1月6日時点で756床と少ないこともあって、患者が急増した第3波においては病床が逼迫し同日の病床利用率は70％に達する。特に、政令指定都市の神戸市の病床逼迫は深刻で市内で確保している病床はほぼ満床となった。

当時の兵庫県は、感染者が自宅にいると家庭内感染や容体急変に対応できない恐れがあるため、原則として感染者を病院や宿泊療養施設に全員収容する「自宅療養ゼロ」を目標としていた。しかし、第3波の患者の増大で感染者の全員収容が困難になっていた。神戸市は、1月21日に県方針から転換し、無症状か軽症者は一定の条件を設けて自宅療養に切り替え、よりリスクの高い患者の入院を優先させる方針に転換した（神戸新聞2021年1月31日県方針「自宅療養ゼロ」中核市は苦悩）。

さらに、1月20日には神戸市内の民間病院など46病院で構成する「神戸市第二次救急病院協議会」の緊急臨時総会が開催され、神戸市側から民間病院での受け入れ病床の拡大について協力を呼び掛けている（神戸新聞2021年1月21日新型コロナ、民間病院受け入れ拡大を…神戸市、病床不足で要請）。1月22日、神戸市は市立西市民病院と市立西神戸医療センターの通常医療の入院や手術を減らすことで28床を確保することを公表する。民間病院でも新たに19床を確保し160床だった神戸市の新型コロナ病床は、2月8日から207床に増えることとなった（MBSニュース2021年1月22日神戸の市民病院"手術など制限してコロナ病床確保"へ…「通常医療をある程度犠牲に」）。

民間病院の受け入れ拡大が進む中で、第4波の変異ウイルスN501Yによる感染爆発は、医療提供体制を越えるものとなった。重症病床のみならず中等症・軽症の病床が満床となり、受け入れ先の病床が見つからず自宅で死亡する感染者が相次いだ。大阪府と同様に「医療崩壊」という状況に直面することになった。自治体病院・公的病院を中心に医療提供体制が充実していても、感染者が爆発すれば受け入れ不能に直面するという新型コロナウイルスなどの新興感染症の難しさであると考える。

福岡県は、国・公的病院の割合が15％（うち自治体5％）と都市部の

10の都道府県の中で最も低く、医療法人・個人病院の割合が70％に達している県である。福岡県内の自治体病院の病床の割合が低い理由としては、県内の自治体病院の譲渡・廃止が相次いだことがある。福岡県立病院としては、県立朝倉病院（190床）、県立柳川病院（210床）、県立嘉穂病院（250床）、県立遠賀病院（300床）が廃止・譲渡され、北九州市立病院としては、戸畑病院（181床）、同市立若松病院（210床）が廃止・譲渡されている（病床数は1999年度時点）。福岡県の2021年1月6日時点の新型コロナウイルス受け入れ病床は600床で、人口千人当たりの病床数は0.12と都市部の都道府県の中で最小となっている。同日の病床利用率は65％に達している。

　自治体病院の廃止・譲渡が相次いでいる福岡県の中で、福岡市民病院（204床）は竹中賢治前院長が外部からの交流人口が多い福岡市の特性に基づいた医療の視点から感染症医療体制の確立を目指し、2014年10月第二種感染症指定医療機関の指定を受け、同11月には感染症病床4床を設置、2015年4月には感染症内科を開設している。それまで、福岡市内の感染症指定医療機関は、国立病院機構九州医療センター2床、福岡赤十字病院2床（共に第二種）の4床であった。

　福岡市民病院では、新型コロナウイルスの患者の発生し始める2020年1月には、感染症病床4床に加えて本館最上階の8階病棟（53床分）とCCUワンフロアを新型コロナウイルス対応病床とする方針を決定する。患者の発生状況に応じて新型コロナ対応病棟について弾力的にゾーニングを行い、4月14日には34名の患者を受け入れた。34名の患者のうち陰圧個室でECMO2台とCHDF（持続緩徐式血液濾過透析）1台、人工呼吸器6台が稼働した（田邉郁子「コロナとともにある新しい看護の現場を支えるために」『全国自治体病院協議会2021年3月号』）。

　2020年5月1日時点の福岡県の入院患者受入確保病床数は430床（厚生労働省新型コロナウイルス感染症入院患者受入病床数等に関する調査結果）であり、204床の規模で34名の患者を受け入れた福岡市民病院の先見性と職員の皆さんの努力に心から敬意を表したい。

　都市部の都道府県の病床の確保状況を分析すると、急激に患者が増える新興感染症において、いち早く患者の受け入れに対応し、まとまった病床数を確保できる自治体病院の果たす役割は大きい。自治体病院の病床割合が高い都道府県は病床の確保は、自治体病院の病床割合の低い自治体に比べて容易であると思われる。しかし、患者が急増する新興感染症に対して自治体病院だけで対応することは難しく、公的病院や民間病院と連携して地域の病院全体で受け入れを行うことが重要である。さらに言えば、地域における感染症患者の発生に多少のタイムラグがあることから、感染のピーク時には、都道府県の枠を超えた広域搬送も政策の選択肢に入れることを想定すべきかもしれない。いずれにしても、感染の拡大による病床の逼迫を見越した早め早めの病床確保の対策が必要であると考える。

コラム2
戦後の保健所行政

○GHQによる集権的公衆衛生政策

　敗戦により、わが国は連合国最高司令官総司令部（GHQ）の施政下に置かれる。GHQにおいて保健衛生・福祉行政分野は専門部の一つである公衆衛生福祉局（PHW：Public Health and Welfare Section）の局長で医師のC.F.サムスの指導を受けることになる。終戦直後、衣食住の極端な欠乏、衛生状況が悪化する中で、医薬品や医療施設・従事者は不足していた。その一方、引き揚げや復員により様々な伝染病が海外から侵入し、国内でまん延することとなった[i]。『厚生省五十年史』は「GHQが推進した政策は我が国の全体的な公衆衛生の水準を迅速に向上させることとなった。そのやり方は、旧来の我が国の行政手法よりもいっそう権力的、徹底的である一方、合理的、効率的であり、結果的には我が国の公衆衛生行政の科学性を高める契機になった」と評価する[ii]。

　1946（昭和21）年11月、厚生省衛生局に代えて公衆保健局、医務局、予防局の衛生三局を設置し、局長に医師の衛生技官を置いた。地方では、1946（昭和21）年北海道庁官制、地方官官制の改正により、14都道府県に衛生部と民生部が設置される。1947（昭和22）年の地方自治法の制定に際し、道府県の民生部と衛生部が必置となる。1947（昭和22）年4月には、警察部に残っていた食品衛生や急性伝染病などの業務が衛生行政部門に移管され、1947（昭和22）年9月には、保健所を公衆衛生の第一線機関として位置づけた「新保健所

---

i　C.F.サムス『DDT革命』135頁では、当時伝染病で最も恐れられたのは天然痘で、占領1年目で17,000人以上の患者が出たとしている。
ii　『厚生省五十年史』588頁

法」が成立する。その結果、衛生行政は厚生省－都道府県衛生部－
保健所という一貫した組織が確立される[iii]。PHW・厚生省の衛生・
社会福祉行政推進の根拠となったのが、地方自治法で規定された「機
関委任事務」である。地方自治法は、地方自治体の事務について「公
共事務（固有事務）」「団体委任事務」「行政事務」のほか[iv]、自治
体の首長（都道府県知事、市町村長）等が法令等に基づいて国から
委任され、国の機関として事務を処理する「機関委任事務」を定め
た。戦前の「機関委任事務」の概念は、国の事務を市町村の執行機
関に行わせるための法制度であったが、戦後の都道府県の独立によ
り市町村に加えて都道府県に国の事務を行わせるための法制度とし
て使われる。1948（昭和23）年に制定された「医療法」や「医師法」
では多くの事務が機関委任事務として都道府県知事が国の機関とし
て事務を行うとされた。機関委任事務を裏付けするものとして、主
務大臣の指揮監督権[v]や職務執行命令訴訟による首長の解職規定[vi]、
それぞれの機関委任事務に対する国庫補助金の定率補助、保健所や
福祉事務所、児童相談所などの設置義務、医師や保健師、社会福祉
主事、児童福祉士などの配置義務などが定められた。筆者は、当時、
都道府県や市町村に衛生・社会福祉行政についての知識や事務能力
が不足しており、権限を与えても十分な政策展開が期待できず、
PHW・厚生省の集権的な政策推進は合理的なものであったと考え
る。

---

iii　『医制百年史』387 ～ 388頁
iv　「公共事務（固有事務）」は公共の福祉を目的とする事務、「団体委任事務」は国
　　または他の地方自治体から委任された事務、「行政事務」は衛生、交通、産業など
　　の警察的取り締まりなど権力の行政を伴う事務で国の事務に属しないもの。これら
　　の事務はすべて地方自治体の事務として自主的に処理することができる。
v　　旧地方自治法第150条
vi　　旧地方自治法第151条の2

　図表コー1は、『厚生省五十年史（資料編）』を元に作成した戦後の主な感染症患者数の推移である。PHW・厚生省・保健所を中心とした、海外帰国者の防疫活動、ワクチン接種、DDTなどの薬剤散布などの公衆衛生活動などにより、戦後初期に大きく流行したジフテリア、腸チフス、発疹チフス、痘瘡、パラチフスは、急速に減少していく。

　さらに、麻疹、赤痢、百日せき、猩紅熱、日本脳炎も、厚生省・保健所の公衆衛生活動や戦後の復興による栄養状況、生活環境の改善、上下水道の整備などにより、その数は減少していく。

図表コー1　戦後の主な感染症患者数の推移

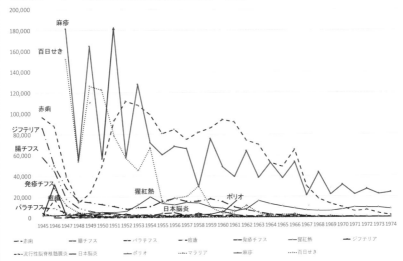

『厚生省五十年史（資料編）』716〜722頁の統計をグラフ化

○　「蚊とはえのいない生活」を目指した地区衛生組織活動（民衆組織活動）[vii]

　戦後の感染症対策で、注目すべき動きとして「蚊とはえのいない生活」を目指した地区衛生組織活動（民衆組織活動）がある。当時、わが国の農村地域では、伝染病の媒介となる蚊やハエの大量発生源が数多く存在していた。そのような中で、地域社会に住んでいる人たちが中心となり公衆衛生活動組織をつくり、婦人会、青年団、子ども会、4Hクラブ（農業青年クラブ）などの様々な団体と協働して、計画的、組織的に、伝染病の媒介となる衛生害虫（蚊やハエ）やネズミの駆除を行おうとする運動が起きた。取り組みの成果は目を見張るものがあり、伝染病が激減するだけでなく、毎日の生活は快適となり、国保医療費の減少、牛乳や鶏卵などの増産などが実現する。1946（昭和21）年から1947（昭和22）年ごろに、東北、北陸、北海道の農山村で行われた試みは「民衆組織活動」と呼ばれ、全国に広まっていった。地区衛生組織活動の拡大において、厚生省や保健所などの行政機関の支援が大きな役割を果たした。1949（昭和24）年、厚生省は環境衛生モデル地区の指定を行い、1950（昭和25）年には150地区であったモデル地区が、1954（昭和29）年には6,500地区に増加する。地区担当の保健所（環境衛生監視員）は、その責任において発生源に関する基礎調査、総合計画の作成、駆除の実施、効果の判定などの技術的指導を行い、基礎自治体である市町村（衛生班及び環境衛生補助監視員）が、予算や施設の整備などの面で計画を推進していった[viii]。

---

vii　地区衛生組織活動については、橋本正己『公衆衛生と組織活動』、須川豊・橋本正己『蚊とハエのいない生活』が詳しい。

viii　『厚生省五十年史』1145頁

○占領政策の終わりと公衆衛生政策の縮小

戦後の混乱期、GHQの支援を受けて衛生行政の第一線の機関として活躍した保健所であるが、1952（昭和27）年の講和条約の発効により占領行政が終わるとともに、政治・行政の面での占領政策に対する揺り戻し的な動きが起きる。衛生分野においても、1952（昭和27）年をピークに国・地方の衛生関係予算の比率が漸減の傾向を示す。同年秋の地方自治法の改正により人口100万人以下の県では衛生部が必置の部ではなくなったために、数年の間に約半分の県から衛生部がなくなることとなった[ix]。

保健所においても、財政逼迫から1953（昭和28）年ごろから、保健所の職員数が必ずしも国の補助定員どおりの充足を示さなくなる[x]。大蔵省は、保健所に対する国庫補助金を交付税に回すという査定方針を毎年示し、その度に全国の公衆衛生関係者が地元出身の国会議員を通じて陳情を行い、国庫補助金が維持される[xi]という「公衆衛生の曲がり角」時代に直面する[xii]。杉山章子は「占領期の医療改革」で、「理想的」保健所の基盤崩壊について、「（サムスが進めた）上からの改革の枠組みの中で試みられた実践であっただけに、大きな政治・経済に対抗するだけの基盤をもっていなかった[xiii]」と評価する。

○戦後の結核対策の推進と患者減少への対応

第2次世界大戦が長期に渡り、国内の耐乏生活も深刻であったことから、戦中・戦後の結核の蔓延は著しいものがあった。1943（昭

---

ix 橋本正己『衛生行政学序説』81 〜 82頁
x 『厚生省五十年史』1114頁
xi 『近代公衆衛生の父勝俣稔』300頁
xii 『衛生行政学序説』82頁
xiii 『占領期の医療改革』184頁

和18）年の結核死亡率は、昭和の時代を通じて最も高く人口10万に対して235.3に及んだ。1948（昭和23）年には「予防接種法」が公布され、従来行政指導であったBCG接種が同法に基づいて接種されることになる。1950（昭和25）年には結核に対する化学療法剤であるストレプトマイシンとパスカルシュウムが社会保険の給付対象となり、広く使用されるようになる。1951（昭和26）年4月には「新結核予防法」が施行される。新法は、健康診断の対象者の範囲を拡大することや医師の保健所への結核患者の届け出に基づく台帳作成と保健婦の家庭訪問の実施、患者の医療費の公費負担、厚生大臣の地方自治体への結核療養所の設置及び拡充の勧告、公立・非営利立療養所の設置・拡張・運営に関する国庫補助などが盛り込まれた[xiv]。

　終戦直後は、重症結核患者の多くは過労と栄養失調で死亡し、結核検診機関の壊滅により新患者は発見されないような状況にあったため、結核病床の不足ということはなかった。しかし、検診機関の活動再開による新患者の発見、病院給食の普及、外科的療法の進歩、化学療法剤の普及により、結核病床が不足するようになる。このため、各自治体は国の進める結核政策に合わせて結核病床の充実に努める。例えば東京都は、1948（昭和23）年の都結核対策委員会で、①都立の一般病院に結核病床を設ける（3病院で250床）、②急性伝染病院の空床利用（4病院で300床）、③小児結核保養所の設立（定員100名）、④都立結核病院の設立などが計画された。このうち都立結核病院は、1947（昭和22）年、旧都立府中保養所（60床）に200床を増床し、都立府中病院（現都立多摩総合医療センター）として新発足する。その後病院は年々増床し1956（昭和31）年には710床となる[xv]。

---

xiv　『厚生省五十年史』704〜706頁

xv　　『東京都衛生行政史』443〜446頁

　東京都小平市に立地する公立昭和病院は、1929（昭和４）年、北多摩郡昭和病院組合の伝染病院として設置された。1949（昭和24）年には、伝染病棟の一部69床を結核病床に転換する（伝染病床42床、一般６床、合計117床）。施設整備は補助金404万８千円と起債500万円（厚生年金保険積立金還元融資）、構成市町村から300万円の特別分担金によって賄っている。1952（昭和27）年には新たに結核病床102床を開設し結核171床、伝染病42床、一般６床、合計219床となる[xvi]。自治体病院のほか、民間病院なども結核病床を拡大し、1947（昭和22）年には５万3,399床であった結核病床は、昭和33年には26万3,235床まで増加する。

　1957（昭和32）年には結核予防法が改正され、健康診断の費用が全額公費負担となる。1961（昭和36）年の国民皆保険の達成により、結核予防法による公費負担と合わせて国民の結核医療費の負担は著しく軽減する。国の進める結核対策の結果人口10万人対の結核死亡率は1965（昭和40）年には22.8と1943（昭和18）年の10分の１に激減する[xvii]。結核患者の急減に合わせて結核病床も減少し、1975（昭和50）年には12万9,055床まで減少する[xviii]。結核に代わり悪性新生物（がん）・心疾患・脳血管疾患などの成人病の対策が課題となっていく[xix]。

　国の結核対策に合わせて結核病床を増やしてきた自治体病院も、結核患者の減少により病院経営が圧迫されることとなる。前述の公立昭和病院も、経営改善のため、1961（昭和36）年に普通病院化を図り、結核102床、伝染48床、一般63床、合計213床となる。1963（昭

---

xvi 『公立昭和病院50年のあゆみ』68 〜 78頁、371 〜 373頁
xvii 『厚生省五十年史資料編』668頁
xviii 『厚生省五十年史資料編』760 〜 764頁
xix 『厚生省五十年史』949 〜 950頁

和38）年には結核64床を一般病床に転換している。1972（昭和47）年には新病棟を建設、結核病棟を廃止し一般266床、伝染100床、合計366床となる[xx]。『公立昭和病院50年のあゆみ』は、公立昭和病院の総合病院化について「それは、結核患者の減少と激変した病院環境に対処するためであった。結核患者の減少は、必然的に病院の経営を圧迫した。その対策として、結核病棟であった第6病棟と第2病棟を普通病棟に転用して一般患者を収容する方策も取られたが、それは焼け石に水で、病院の赤字を埋めることはできなかった。病院の赤字を解消するには、いわゆる拡大均衡策によるほかはなかったのである」と記している[xxi]。

---

xx　『公立昭和病院50年のあゆみ』79～88、374～377頁
xxi『公立昭和病院50年のあゆみ』85～86、374～377頁

第3章
総務省の自治体病院政策と新型コロナウイルス

　自治体病院は、他の経営主体の病院と同様、医療提供について厚生労働省の医療政策の影響を受けるほか、地方自治体の組織（地方公営企業）として総務省の政策の影響を受ける。総務省の自治体病院の運営の所管は自治財政局準公営企業室で、水道事業や交通事業（鉄道・バス）、電気・ガス事業など公営企業に準じた事業として政策の誘導を受ける。なお、毎年の自治体病院の決算や経営状況は、総務省が公表する地方公営企業年鑑で他の公営企業の経営状況と同様に公表されている（総務省HP「地方公営企業決算」https://www.soumu.go.jp/main_sosiki/c-zaisei/kouei_kessan.html）。本章では、最近の総務省の自治体病院政策がどのように変遷し、自治体病院の新型コロナウイルスへの対応についてどのような影響を与えたのかについて論述を行う。総務省の「旧公立病院改革ガイドライン」の論述は、第4章で論述する厚生労働省の進める地域医療構想の論述に影響を与えている。

1 「旧公立病院改革ガイドライン」の策定

　現在の自治体病院の経営、そして厚生労働省の地域医療構想の進め方に大きな影響を与えているのが、2007年に出された「旧公立病院改革ガイドライン」である。国の政策において新自由主義的考え方が強かった2007年6月19日、第1次安倍内閣は「経済財政改革の基本方針2007」を閣議決定する。基本方針では、公立病院改革について「総務省は、2007年内に各自治体に対しガイドラインを示し、経営指標に関する数値目標を設定した改革プランを策定するよう促す」という文言が盛り込まれた。総務省は、同年7月に「公立病院改革懇談会」を設置し、ガイドライン

案の作成を委ねた。懇談会は、同年11月に「公立病院改革ガイドライン（案）」をまとめる。懇談会は、案の提出に際し、文書で「特に都道府県知事は、地域医療対策協議会等を積極的に活用して、公立病院の再編・ネットワーク化に主体的に取組むべきであること」を特記している。

　同年12月、総務省自治財政局長は全国の自治体病院関係者に「公立病院改革ガイドライン」を通知した。ガイドラインは、公立病院改革の究極の目的を、改革を通じ公・民の適切な役割分担の下、地域において必要な医療提供体制の確保を図ることにあるとし、自治体病院の役割を、地域に必要な医療のうち、例えば①過疎地②救急等不採算部門③高度・先進④医師派遣拠点機能など採算性等の面から民間医療機関による提供が困難な医療を提供することなど限定し、自治体病院に対して、真に必要な自治体病院の持続可能な経営を目指し、経営効率化を行うことを求めている（下線は筆者による）。当時の有力な行政改革の考え方である「民にできることは民に」を反映した目的と役割の基準が示されている。

　その上で、2008年度内に、経営効率化で３年間、再編では５年間を目途とする「公立病院改革プラン」を策定することを求めた。改革プランの作成に際しては、①数値目標を掲げて「経営の効率化」を図る、②医師の配置や病床数の見直しを含めた「再編・ネットワーク化」、③民営化を含めた「経営形態の見直し」の３つの視点に立った改革を一体的に推進することを求めた。数値目標に関しては「経常収支比率」「職員給与費対医業収益比率」「病床利用率」の３指標については必ず目標を設定することとされた。

　「特に民間医療機関が多く存在する都市部における公立病院については、果たすべき役割に照らして現実に果たしている機能を厳しく精査した上で、必要性が乏しくなっているものについては廃止・統合を検討していくべき」とされるなど、自治体病院が民間病院の補完を行う存在であることが強調されている。

　当時、旧ガイドラインに対して自治体病院関係者から、財務的な視点に偏りすぎているという批判がなされた。例えば、全国自治体病院協議

会の『創立60周年記念誌』では、副会長の中川正久氏（当時：島根県病院事業管理者）が当時を振り返り、「公立病院のことをわかっていない人達が数字の面だけから公立病院の赤字はけしからんので、そこを何とかしろということ」「地域性も全く考慮されていない、ただ単に数字の上から改革プランを作りなさいという意味でのガイドラインとして、当時は私自身も非常に腹が立ったというか、何でこういうガイドラインになるのかと思ったことがあります」と発言している。

今回の新型コロナウイルスの蔓延の視点から旧公立病院改革ガイドラインを評価すると、当然であるが、懇話会の議論や旧公立病院改革ガイドラインには、新型コロナウイルスのような新興感染症が急激に蔓延して国民生活を脅かす危険性があることや、新興感染症に対する自治体病院の果たす役割が非常に大きいという視点は存在しない。あくまで財務の視点が中心である。旧公立病院改革ガイドラインが前提とする自治体病院の「採算性等の面から民間医療機関による提供が困難な医療を提供することなど限定」という考えは、新型コロナウイルスなどの新興感染症への対応は人手がかかり、まさに病院の総合力が問われるものであるという観点が欠落したものである。自治体病院の経営は平時の採算性の面からのみに限定されるべきではないと考える。

今回の新型コロナウイルス蔓延を踏まえれば、都市部に所在する中規模の自治体病院も、新型コロナウイルスの初期の時代から中等症から軽症の患者を数多く受けている。「必要性が乏しくなっている」というものではないし、廃止を前提とすべきものでもない。

公立病院改革懇談会の議論や旧公立病院改革ガイドラインの前提となる「民間医療機関による提供が困難な医療を提供することなど限定」という考えは、新自由主義的な考えが強い時代のもので、今回の新型コロナウイルスの蔓延という事態を想定していたものではない。議論として無理があり、前提とするには問題があると考える。当然、自治体病院の経営改善は必要であるが、それは、採算性と住民の命を守る自治体病院の医療提供能力の充実を両立させるものであるべきと考える。

2 公立病院に関する財政措置のあり方検討会

　旧ガイドラインが公表された直後の2008年7月に、総務省は「公立病院に関する財政措置のあり方検討会」を設置する。検討会は、旧ガイドラインが公表された半年後に設置された委員会であったが、座長を始めメンバーが大幅に入れ替えられた。委員には、全国自治体病院協議会の中川前副会長など、旧ガイドラインに批判的な人も選ばれた。筆者も縁あって委員となった。実際の議論においては、当時相次いでいた地域医療・自治体病院の崩壊を受けて、地域医療を守るためには必要な財政支援を行うべきという議論が多く出された。同年11月に出された報告書では、「必要な医療を効率的に提供するため、公立病院改革推進の視点も必要」という意見に加え、「今後の財政措置のあり方」として「地域医療の確保の観点から、過疎地における医療、産科・小児科・救急医療に関する財政措置は充実の方向で対処すべき」「各地方公共団体においては、所定の経費負担区分ルールに従い、一般会計等から適切な繰入が必要」という財政支援の充実の意見が盛り込まれた。

　検討会の報告を踏まえ、総務省は、同年12月に「公立病院に関する財政措置の改正要綱」を改正し、「過疎地に関する財政措置の充実」として、「不採算地区病院」の特別交付税措置の要件を緩和すること（交付税80億円程度の増額）。「産科、小児科、救急医療等に関する財政措置の充実」として、医師確保対策、救急医療の充実等のため、普通交付税措置を600億円程度充実すること。周産期医療病床、小児医療病床、救急医療施設に対する特別交付税を充実することが示された。地方交付税の増額を受けて、自治体病院への一般会計繰入金も2007年の6,960億円から2008年には7,508億円、2009年には7,710億円に増加した。

　結果として、経営の効率化を厳しく求めた旧ガイドラインの通知から1年後には、自治体病院に対する財政措置の拡充が図られることとなった。総務省の自治体病院に対する政策が変更されたと見ることもできる。不採算地区や小児・周産期・救急医療への特別交付税の措置拡大の動き

は今日も続いている。

　過疎地・産科・小児科・救急医療に対する自治体病院に対する財政措置の拡充が図られた要因として、当時の自治体病院の置かれた状況があった。2004年の新医師臨床研修制度の導入以降医師の雇用が流動化し、地方の中小病院を中心に深刻な医師不足が起き、経営崩壊を起こす自治体病院が相次いだ。医師不足による経営悪化が明確な中で、収支の均衡による急激な経営改善を求めることは、風邪を引いた患者に運動を迫るようなものであった。自治体病院関係者の評判も悪く、自治体病院に対して無理な経営改革を求めることは難しかった。

3 新たな公立病院改革ガイドライン

　2014年6月24日に安倍内閣が閣議決定した「経済財政運営と改革の基本方針2014」は「『公立病院改革プラン（5か年計画）』に基づく取組の成果を総務省・厚生労働省が連携して評価した上で、地域医療構想の策定に合わせ、今年度中に、新たな公立病院改革ガイドラインを策定する」ことが位置づけられた。

　新ガイドラインは、自治体病院改革の目的について、旧ガイドラインを踏襲し、「公・民の適切な役割分担の下、地域において必要な医療提供体制の確保を図り、その中で公立病院が安定した経営の下でへき地医療・不採算医療や高度・先進医療等を提供する重要な役割を継続的に担っていくことができるようにすること」とし、「このため、医師をはじめとする必要な医療スタッフを適切に配置できるよう必要な医療機能を備えた体制を整備するとともに、経営の効率化を図り、持続可能な病院経営を目指す」とする。その上で、病院事業を設置する地方自治体に対して、2015年度または2016年度中に新公立病院改革プランを策定し、改革に総合的に取り組むことを求めている。

　新ガイドラインは、基本的に旧ガイドラインを踏襲する形を取っており、大幅な変更は行われなかった。それでも、旧ガイドライン期間の自

治体病院改革の成果を踏まえて変更されている部分も少なくない。特に、旧ガイドラインの病院財務の視点に偏りがちであった点を修正し、医療提供の質向上を図り、収益改善を図るという視点が盛り込まれたことは評価できるものであった。筆者が分析する新ガイドラインの特徴として、「地域医療構想を踏まえた役割の明確化」「再編・ネットワーク化への支援」「特別交付税措置の重点化（実際の繰出し額の確保の重視）」「地方交付税の算定基礎を許可病床数から稼働病床数へ」「病院財務に偏った数値目標から医療提供の質向上を目指す目標設定へ」「職員採用の弾力化など取り組み強化」「事務職員の能力向上の必要性」などがある（詳しくは伊関友伸『人口減少・地域消滅時代の自治体病院経営改革』をお読みいただきたい）。

　当然ながら、新ガイドラインでも、新興感染症の対応の必要性についての想定はしていない。しかし、単なる財務の効率化だけの視点のみでなく医療提供体制の充実の視点が盛り込まれたことは、結果として新型コロナウイルスに対する自治体病院の対応にとってプラスになったと考える。

　「地域医療構想を踏まえた役割の明確化」は、後述のとおり、2014年6月に成立した「医療介護総合確保推進法」に基づき、2015年3月に厚生労働省が「地域医療構想策定ガイドライン」を公表したことを踏まえ、旧公立病院ガイドラインの3つの改革の視点に「地域医療構想を踏まえた役割の明確化」が加えられた。後述のように地域医療構想の進め方が、旧公立病院改革ガイドラインの自治体病院が「民間医療機関による提供が困難な医療を提供することなど限定」される存在であることを前提としていること、第4章で論述するように財政の効率化の視点から自治体病院・公的病院等の再編・統合の再検証要請424病院を実名で公表し、社会的混乱を招いたこと、そもそも地域医療構想の策定そのものに新型コロナウイルスなどの新興感染症における自治体病院の果たす役割の視点がないという問題点は指摘しておきたい。

　「再編・ネットワーク化への支援」については、図表3－1のように、自治体病院の新設・建て替えに対して、現行では元利償還金の30％を地

図表3-1　再編・ネットワーク化への地方交付税措置

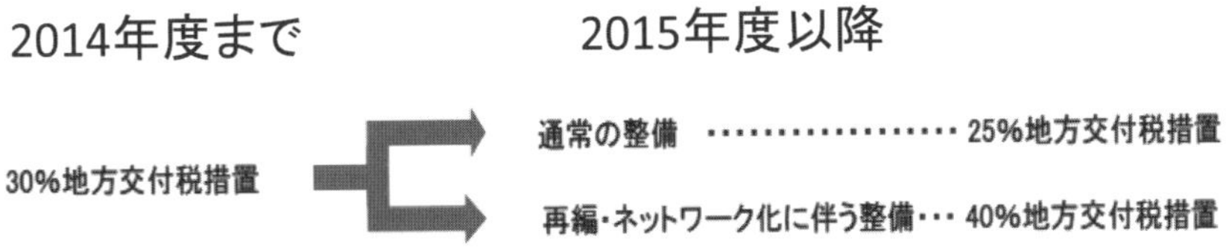

総務省自治財政局「2015年度地方財政対策の概要」11頁

方交付税で措置していたが、「再編・ネットワーク化」に伴う整備の場合には40%に引き上げ、それ以外の老朽化による建て替えなどの場合は元利償還金の25%に引き下げられた。自治体病院等の再編・統合に関して、これまでは麻生内閣のリーマンショックに対する経済対策である「地域医療再生基金」による支援と病院建築への地方交付税措置があった。新ガイドラインの策定後は、病院事業債（特別分）による元利償還金の40%の交付税措置と後述の地域医療構想推進のための「地域医療介護総合確保基金」が財政的な支援となった。

　今回の新型コロナウイルスの蔓延に対する自治体病院の対応を考えると、病床数が多く、医師、看護師、医療技術職が多数在籍する自治体病院が、重症者を含めた多くの感染患者を受け入れている。その点で総務省の「再編・ネットワーク化への支援」は一定の政策的合理性があったと考える。実際、「地域医療再生基金」が契機となり統合再編した病院が新型コロナウイルスの患者を受け入れた例は多数存在する。

　「財政措置の重点化」は、自治体病院に対する特別交付税措置について、図表3-2のように、病床数等に単価を乗じて算定する方式から算定対象となる項目の繰出額（繰出金等見込額の合算額）に措置率0.8を乗じた額と基準額（単価方式で算定した額の合算額）とを比較する方式に見直しがなされた。これまでは、実際に繰り出しをしなくても特別交付税の交付を受けることができたが、新制度では実際に繰出金を繰出さないと特別交付税が交付されないこととなった。自治体病院の現場側から指摘されていた「過少繰り入れ」の問題に対応したものである。実際、繰

89

図表3−2　自治体病院・公的病院等に対する特別交付税措置について

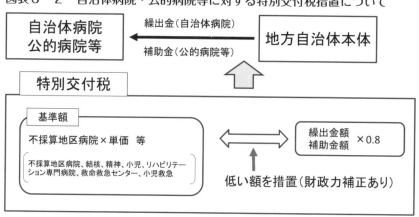

公的病院等：日本赤十字社、済生会、厚生連、北海道社会事業協会、公益財団法人、公益社団法人、社会福祉法人、学校法人、社会医療法人、健康保健組合、公立学校共済組合、国家公務員共済組合連合会（国立病院は対象外）

総務省資料などを元に筆者が作成

出し基準を超過して自治体病院に対して繰出ししている自治体ばかりに注目が集まるが、必要な繰出しを行っていない自治体も少なくない。制度変更前は、自治体病院があるがゆえに措置される地方交付税を自治体病院に繰り出さず、自治体本体に留保していた。今回の制度変更はこのような自治体による留保を認めないという工夫の一環である。総務省が、不採算地区病院や救急、小児、結核、精神など地域にとって不採算であるが必要な医療を行う自治体病院を支えるという考えを示した重要な制度変更であったともいえる。重点化に対応して自治体病院の運営費に係る地方交付税措置（病床当たり単価：2014年度では707千円）は、算定基礎が従来の「許可病床数」から「稼働病床数」に見直された。

4 地域医療の確保と公立病院改革の推進に関する調査研究会

　2016年9月、総務省において「地域医療の確保と公立病院改革の推進に関する調査研究会」が設置され、初会議が開催された。研究会は、「公

立病院をめぐる経営環境や、医療提供体制の改革の動向等を踏まえ、地域における医療提供体制の確保や公立病院の更なる経営改革を推進する観点」から、「公立病院に対する施策の在り方等について検討を行う」ことを目的としている。委員は、全国自治体病院協議会の中川前副会長が公立病院に関する財政措置のあり方検討会に引き続き委員に就任し、筆者も委員を引き受けている。2017年9月に報告書がとりまとめられた。

　今回の研究会の特徴として、研究会の名称の最初に「地域医療の確保」が掲げられていることがある。自治体病院の改革は、病院財務の改善の視点も必要であるが、あくまで地域で必要な医療が提供し続けられることが前提である。総務省が名称で「地域医療の確保」の重要性を最初に示したことは大きい。提言書では、公立病院に対する財政的・制度的支援として、不採算地区病院に対する財政支援の充実の検討など地域医療確保のための財政的支援、地域医療構想を踏まえた多様な形態の再編・ネットワーク化の推進、経営形態の見直しを支援する制度運用上の対応などが記述されている。全体として、地域に必要な自治体病院は存続させる。そのための病院マネジメント改革を積極的に進めるというトーンで書かれている。実際、2018年度の地方財政計画では、自治体病院への一般会計繰出金として前年度と比べ2.9％増の7,598億円が計上され、地方交付税措置がなされている。新自由主義的な考えの強かった旧ガイドラインの時代から流れが変わってきているのが、新型コロナウイルス蔓延前の総務省の自治体病院政策であった。

5　新型コロナウイルスの蔓延を踏まえた総務省の自治体病院政策

　新型コロナウイルスの蔓延を踏まえて、総務省の自治体病院政策はどのように変わっていったか。結論から言えば、総務省は新型コロナウイルスの蔓延における自治体病院の役割を理解しているように思われる。

　2020年2月25日、高市早苗総務大臣（当時）は、政府の新型コロナウイルス感染症対策本部が「新型コロナウイルス感染症対策の基本方針」

を取りまとめたことを踏まえ、都道府県知事と自治体病院運営団体の市町村長にそれぞれ大臣書簡を送っている。図表3－3のように縦書き、総務大臣の直筆サインが印刷された書簡では、基本方針を踏まえ、各都道府県においては、適切な入院医療の提供体制を整備すること。体制整備に当たっては、衛生、消防、自治体病院、財政等関係部局が一体となっ

図表3－3　高市総務大臣書簡

拝啓

貴職におかれましては、地域医療の確保のために日々ご尽力されていることに、心より敬意を表します。

さて、新型コロナウイルス感染症に係る入院病床の確保については厚生労働省より関係通知が累次発出されていますが、最近の状況等を踏まえ、本日「新型コロナウイルス感染症対策本部」において、別添のとおり「新型コロナウイルス感染症対策の基本方針」がとりまとめられました。

この基本方針を踏まえ、各都道府県においては、適切な入院医療の提供体制を整備していただくことになります。

体制整備に当たっては、衛生、消防、公立病院、財政等関係部局が一体となって緊密な連携のもと、取り組んでいただくようお願い申し上げます。

また、公立病院については、感染症病床の六割を占め、感染症医療に重要な役割を果たしておりますが、各地域の実情を踏まえながら、例えば、重症者を優先的に受け入れる医療機関となるなど、その役割を適切に果たすことが求められています。

公立病院を運営する都道府県におかれましては、状況を的確に把握の上、今後の患者の増加を見据えた適切な入院医療の体

制整備に向けて、感染症病床はもとより、それ以外の病床確保についても、その役割を適切に果たすよう、積極的に取り組んでいただくようお願い申し上げます。

また、公立病院を運営する市町村長にも別途協力を要請していると ころであり、これらの公立病院を運営する市町村とも緊密に連携され、適切な体制整備を行うよう、お願い申し上げます。

末筆ながら、貴職の御健康と益々の御活躍をお祈り申し上げます。

敬具

令和二年二月二十五日

総　務　大　臣

都道府県知事　殿

高市早苗

て緊密な連携のもと、取り組むことを要望している。自治体病院について、感染症病床の6割を占め、感染症医療に重要な役割を果たしていることを踏まえ、各地域の実情を踏まえて、例えば、重症者を優先的に受け入れる医療機関となるなど、その役割を適切に果たすことが求められていること。自治体病院を運営する都道府県においては、状況を的確に把握の上、今後の患者の増加を見据えた適切な入院医療の体制整備に向けて、感染症病床はもとより、それ以外の病床確保についても、その役割を適切に果たすよう、積極的に取り組むことを期待している。また、自治体病院運営団体の市町村長に対しても、都道府県と連携して、感染症病床やそれ以外の病床確保について積極的に協力することを要請している。多少、時代がかった様式に、総務省の自治体病院の活躍への期待が込められていることを強く感じる。

2020年5月29日、総務省は新型コロナウイルス感染症に係る地方公営企業の減収対策のために発行する資金手当債として「特別減収対策企業債」を発行することを通知している。資金手当債の主対象は自治体病院となる。15年間で分割返済し、償還利子の2分の1を繰り出すこととなる。

新型コロナウイルス感染症への対応が目的ではないが、2020年度には、交通の条件の悪い不採算地区の中核的な自治体病院に対する特別交付税措置が創設されている。これまでの財政措置の要件が150床未満であるため、150床を超える病院は不採算地区の財政措置の対象とはならなかった。今回、図表3-4のように、不採算地区に所在する100床以上500床未満の許可病床を有する自治体病院であって①都道府県の医療計画において二次か三次の救急医療機関として位置づけられていること、②へき地医療拠点病院又は災害拠点病院の指定を受けている場合、対象となる。2020年度の不採算地区病院特別交付税措置単価は、第1種不採算地区病院が1床1,549千円×調整後病床数、第2種不採算地区病院が1床1,033千円×調整後病床数である。調整後許可病床数は100-（許可病床数-100）×1/4と稼働病床数の低い方とされる。これらの不採算地区にあ

図表3-4　不採算地区の中核的な公立病院に対する特別交付税措置

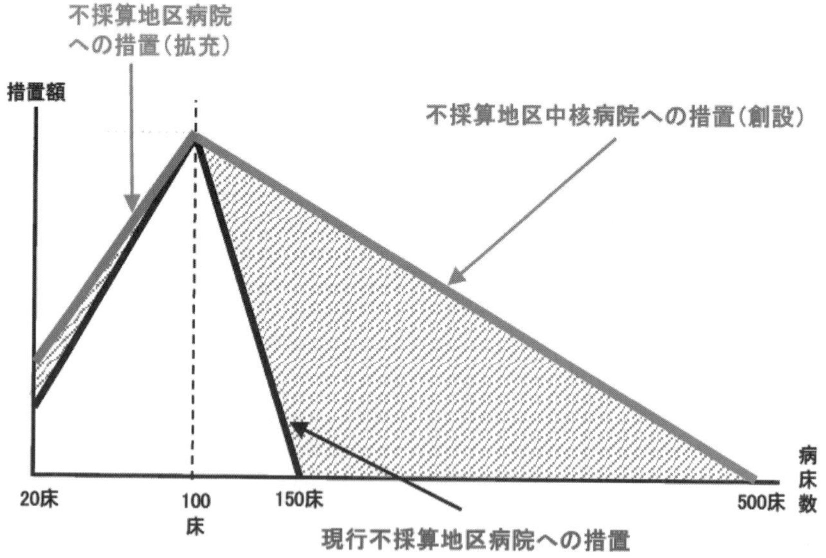

※　算定にあたっては、病院に対する特別交付税措置に係る基準額の合計と、それに係る
　一般会計繰出の実額（合計）に0.8を乗じた額とを比較して、いずれか低い額を措置

総務省準公営企業室資料

る中核病院は、交通等の条件の悪い地方で新型コロナウイルス感染症の患者を受け入れることが多く、財政支援の一助になったと考える。不採算地区の中核的な病院に対する特別交付税措置は、公的病院や社会医療法人への地方自治体の財政支出にも措置されている。

　2020年12月8日には、特別交付税の12月交付額が通知されたが、不採算地区中核病院を運営する北海道紋別市の特別交付税が前年比9,559万円増、中標津町も前年比8,453万円増と大きく特別交付税を伸ばしている（2020年12月9日日本経済新聞北海道版）。不採算地区の中核的な自治体病院に対する特別交付税措置が創設されたことにより、特別交付税が純増したことが要因となっている。筆者はかつて埼玉県大利根町（現在は加須市と合併）の企画財政課長の経験があり、特別交付税について

は「自治体ごとの総額が決まっていて、部分的に調整される」だけとい
う話を聞いたことがある。しかし自治体病院や公的病院、社会医療法人
の財政支出はその重要性から真水として特別交付税が交付される。残念
ながらこのことを知らない市町村の財政担当者、病院事務職員が多いの
も現実である。

　さらに2021年度は、新型コロナウイルスの蔓延を踏まえて不採算地区
に立地する自治体病院や公的病院等に対する地方自治体の財政支出に対
する特別交付税が大幅に拡充されている。拡充の理由として総務省は、
「民間病院の立地が困難な経営条件の厳しい地域に所在する公立病院（不
採算地区病院）は、今般のコロナ禍においても、地域唯一又は主要な病
院として、平素の医療に加え、発熱外来の開設、PCR検査、行政部門と
連携した住民の健康相談対応やワクチン接種の促進等に取り組んでい
る」「コロナ禍においても、病院機能を維持し、地域医療提供体制を確

図表３－５　不採算地区の特別交付税の基準額見直し

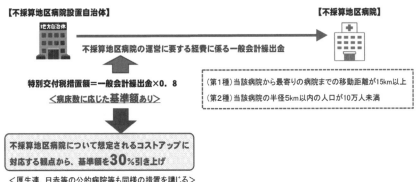

2021年５月28日総務省「不採算地区病院等に対する財政措置の拡充について」

保するため、直近の不採算地区病院の実態を踏まえ、令和3年度につい
て、不採算地区病院への自治体からの支援（繰出金）に係る特別交付税
の基準額の見直しを行う」としている。厚生連、日赤等の公的病院、社
会医療法人に対する地方自治体にも同様の措置が講じられる。

　図表3-6は基準額の増額を図示したものであるが、不採算地区病院
について想定されるコストアップに対応する観点から、基準額の30％程
度の引き上げとなっている。具体的な金額としては、許可病床100床未
満の病院については、第1種2020年度1床1,312千円＋定額23,700千円
→2021年度1床1,706千円＋定額30,810千円、第2種2020年度1床875千
円＋定額15,800千円→2021年度1床1,138千円＋定額20,540千円。許可病
床100床以上150床未満の病院については、第1種2020年度1床1,549千
円→2021年度1床2,014千円、第2種2020年度1床1,033千円→2021年度
1床1,343千円と大幅に増額されている。また、不採算地区有床診療所
も第1種2020年度1床2,497千円→2021年度1床3,246千円、第2種1床
1,665千円→2021年度1床2,165千円に増額されている。

　へき地にとって数少ない医療機関を守るという総務省の意思が示され

図表3-6　基準額拡充のイメージ

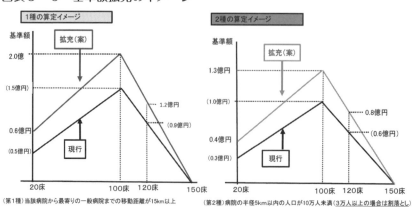

2021年5月28日総務省「不採算地区病院等に対する財政措置の拡充について」

ているのが、今回の特別交付税の拡充であると考える。

　本来、2020年度は2015年３月31日に総務省が全国の自治体病院に示した「新公立病院改革ガイドライン」の標準対象期間の最終年度であり、本来、第３期の公立病院改革ガイドラインを策定するための作業が行われる予定であった。しかし、第３期のガイドラインは、新型コロナウイルスを踏まえた地域医療構想及び地域の調整会議の議論のあり方を踏まえる必要があり、新型コロナウイルスを踏まえた地域医療構想での議論が始まりつつあることから、策定作業が止まっている。

　2020年10月５日、総務省自治財政局準公営企業室長は、全国の自治体病院関係者に「新公立病院改革ガイドラインの取扱いについて」において、「①現行ガイドラインの改定等を含む同ガイドラインの取扱いについては、その時期も含めて改めてお示しする」、「②各地方公共団体におかれては、本年度が新公立病院改革プラン（以下、「新改革プラン」という。）の標準的な対象期間の最終年度であることを考慮し、現行ガイドラインを踏まえ既に作成している新改革プランの実施状況の点検・評価を実施していただくようお願いする」ことを通知している。

　筆者は、研究の取材先として総務省準公営企業室と意見交換をすることもあるが、準公営企業室の見解として、地域医療構想の病院の医療機能の明確化と連携の必要性を重視している。同時に、以前に比べて自治体病院の経営改善策についてかなり分析を進めている。以前は単純に自治体病院に対して、経営形態の変更や機械的な人件費の抑制を進めてきたが、最近は、必要な医療人材の雇用などリアルな経営改善策の必要性を理解されておられるようにも思われる。今後策定される予定の第３期のガイドラインの内容に注目したい。

【付記】

　2021年10月６日、総務省は「持続可能な地域医療提供体制を確保するための公立病院経営強化に関する検討会」の第１回会議を開催した。会議は、「感染症対応の視点も含めた持続可能な地域医療提供体制を確保するための公立病院に対する新たなガイドラインや地方財政措置につい

て検討する（開催要綱より）」ことを目的とする。

　会議は、2021年5月21日に地方財政審議会が「感染症を乗り越えて活力ある地域社会を実現するための地方税財政改革についての意見」を公表したことを踏まえ、座長に地方財政審議会会長が就任している。総務省にとっても位置づけの高い会議となっている。筆者も縁あって委員となっている。会議の議論を踏まえ、2021年度中か2022年度の早期に、3回目のガイドラインが示されると思われる。

第4章
厚生労働省の進める地域医療構想と新型コロナウイルス

1 国の進める地域医療構想とは

　本章では、厚生労働省の進める地域医療構想と新型コロナウイルスについて論述を行う。現在、国は一層進む少子・高齢化に向けて、社会保障の充実・安定化と、そのための安定財源確保・財政健全化の同時達成を目指す社会保障・税一体改革を進めている。医療提供体制の改革としては、高度急性期病院への医療資源の集中投入を図るほか、亜急性期や慢性期医療の機能強化と役割分担の明確化、病院間やかかりつけ医との連携を図ること。発症から入院、回復期、退院がスムーズに行われ、早期の社会復帰が可能な体制の構築を目指すとしている。また、在宅医療・在宅介護を充実し、在宅医療連携拠点・地域包括支援センター・ケアマネジャーによる包括的なマネジメントを行い、医療から介護への円滑な移行促進などを図る。可能な限り住み慣れた地域で、自分らしい暮らしを人生の最期まで続けることができるよう、地域の包括的な支援・サービス提供体制（地域包括ケアシステム）の構築を進めるとされている。

　図表4－1は、医療機関相互、医療と介護の連携を図るための医療・介護機能の再編イメージである。病院について言えば、これまで一般病床、療養病床の区分しかなかったのが、2025年に向けて病床の機能を高度急性期、一般急性期、亜急性期等、長期療養など機能分化を目指す。図に「地域に密着した病床での対応」とあるが、離島や山間地に唯一ある病院は機能分化ができないので、機能分化を超えて医療を提供することになる。

　2014年6月には「医療介護総合確保推進法」が成立した。同法により、消費税増税分を活用した新たな基金（医療介護総合確保基金）が都道府

図表４−１　医療・介護機能再編のイメージ

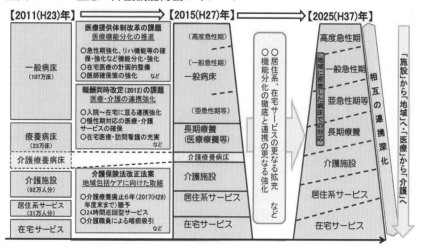

出典：2011年６月２日第10回社会保障改革に関する集中検討会議資料Ⅱ医療・介護等９頁

県に設置された。医療機関が都道府県知事に病床の医療機能（高度急性期、急性期、回復期、慢性期）等を報告し、都道府県はそれをもとに地域の医療提供体制の将来のあるべき姿について「地域医療構想」を策定することとなった。

　地域医療構想については、2015年３月31日に厚労省より「地域医療構想策定ガイドライン」が示された。地域医療構想の策定に当たって、厚生労働省は各都道府県に2025年の医療機能別の必要病床数の推計ソフトを作成し、配布した。2016年度内においてすべての都道府県で計画策定済みとなっている。

　図表４−２は、地域医療構想における2025年の病床の必要量の目標値のグラフである。2015年度の病床機能報告では合計125.1万床であったが、都道府県の地域医療構想の合計では119.1万床を目標としている。2015年の病床利用報告で76.6万床あった高度急性期・急性期病床は53.2万床に減少し、その一方13.0万床の回復期病床は37.5万床に増加する計

図表４－２　地域医療構想における2025年の病床の必要量

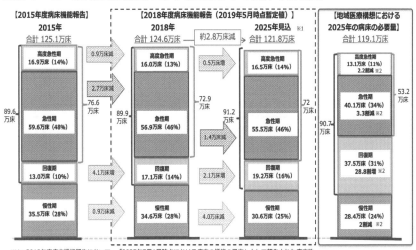

※1：2018年度病床機能報告において、「2025年7月1日時点における病床の機能の予定」として報告された病床数
※2：2015年の病床数との比較
※3：対象医療機関数及び報告率が異なることから、年度間比較を行う際は留意が必要

2019年5月29日厚生労働省「地域医療構想の進捗確認」

図表４－３　香川県西部構想地域における2025年の必要病床数　　（床）

	高度急性期	急性期	回復期	慢性期	合計
2025年の 必要病床数	439	1,450	1,596	1,118	4,603
2014年度病床機能報告 による報告数	112	2,919	536	1,941	5,508

香川県地域医療構想（2016年10月）より作成

画になっている。都道府県別の必要病床数の推計は、高齢者が急激に増加する大都市部では病床を増加させ、それ以外の地域では病床を削減するとされている。

　図表４－３は、香川県地域医療構想（2016年10月）における西部構想

地域（坂出市、丸亀市、善通寺市、三豊市、観音寺市など）における2025年の必要病床数の推計である。2014年度の病床機能報告による病床数の合計は5,508床に対して、2025年の必要病床数の推計は4,603床と過大となっている。高度急性期と回復期の病床が不足する一方、急性期、慢性期の病床が過剰となっている。

　医療法第30条の14は、都道府県は、医療機関が担うべき病床機能や地域医療構想の達成を推進するために必要な事項等について協議するため、各構想区域などに医療関係者等が参加した「地域医療構想調整会議」を設置することを定める。実際に地域医療構想の策定に際しては、都道府県の構想区域ごとに調整会議が設置され、議論がなされた。厚生労働省は、毎年数回調整会議を開催し議論を行うことで、地域医療構想の達成を目指すとしている。

　筆者は、地域における医療のあり方について、地域レベルでデータに基づく議論が行われること自体は画期的であり、地域医療構想そのものは評価をしている。しかし、都道府県が地域医療構想を策定した後の厚生労働省の動きについては多少の疑問を感じてきた。国の地域医療構想に関する政策の動きを概観してみたい。

2　厚生労働省「医療計画の見直し等に関する意見のとりまとめ」

　2016年12月26日、厚生労働省の医療計画の見直し等に関する検討会は「医療計画の見直し等に関する意見のとりまとめ」について合意した。報告書は、検討会における議論を踏まえ、2018年度を初年度とする第7次医療計画の「医療計画作成指針」及び「疾病・事業及び在宅医療に係る医療体制構築に係る指針」等の見直しが必要と考えられる事項を中心に意見をとりまとめたものである。とりまとめにおいて、「地域医療構想調整会議の役割を踏まえた議論する内容及び進め方の整理」において、「構想区域における医療機関の役割の明確化」として、「公的医療機関等及び国立病院機構の各医療機関が担う医療機能」が示され、自治体病院

の担う医療機能については、新公立病院改革ガイドラインに基づき検討することとされた。

3 経済財政運営と改革の基本方針2017

2017年6月9日に閣議決定された「経済財政運営と改革の基本方針2017」では、「地域医療構想の実現に向けて地域ごとの『地域医療構想調整会議』での具体的議論を促進する。病床の役割分担を進めるためデータを国から提供し、個別の病院名や転換する病床数等の具体的対応方針の速やかな策定に向けて、2年間程度で集中的な検討を促進する」と2年間という短期間における検討が示された。

4 厚生労働省医政局「地域医療構想の進め方」

2018年2月7日には、厚生労働省医政局地域医療計画課長は各都道府県衛生主管部（局）長あてに「地域医療構想の進め方」という通知文を送付する。通知は、2016年度中に全ての都道府県で地域医療構想が策定されたことを踏まえ、都道府県が、地域医療構想の達成に向けて医療機関などの関係者と連携しながら円滑に取り組めるように、地域医療構想の進め方について整理したものとされる。

その中で、自治体病院は、1－（1）－ア－（ア）「個別の医療機関ごとの具体的対応方針の決定への対応」の筆頭項目として「公立病院に関すること」が位置づけられている。その中で、公立病院の機能については、第3章の「旧公立病院改革ガイドライン」において提示された自治体病院の民間医療機関の補完機能の強調が前提となった。具体的には、「①山間へき地・離島など民間医療機関の立地が困難な過疎地等における一般医療の提供、②救急・小児・周産期・災害・精神などの不採算・特殊部門に関わる医療の提供、③県立がんセンター、県立循環器病センター等地域の民間医療機関では限界のある高度・先進医療の提供、④研

修の実施等を含む広域的な医師派遣の拠点としての機能などの役割が期待されていることに留意し、構想区域の医療需要や現状の病床稼働率等を踏まえてもなお①〜④の医療を公立病院において提供することが必要であるのかどうか、民間医療機関との役割分担を踏まえ公立病院でなければ担えない分野へ重点化されているかどうかについて確認すること」とされた。

公的医療機関等については、厚生労働省が2017年8月4日に自治体病院に準じて「公的医療機関等2025プラン」を策定することを求めており、2025プラン対象医療機関でなければ担えない分野へ重点化されているかについて確認することを求めている。

2018年2月7日の「地域医療構想の進め方」では、自治体病院や公的医療機関等について、新型コロナウイルスなどの新興感染症について果たす役割は考慮されていない。

5　経済財政運営と改革の基本方針2018

2018年6月15日に閣議決定された「経済財政運営と改革の基本方針2018について」は、「地域医療構想の実現に向けた個別の病院名や転換する病床数等の具体的対応方針について、昨年度に続いて集中的な検討を促し、2018年度中の策定を促進する。公立・公的医療機関については、地域の医療需要等を踏まえつつ、地域の私的医療機関では担うことができない高度急性期・急性期医療や不採算部門、過疎地等の医療提供等に重点化するよう医療機能を見直し、これを達成するための再編・統合の議論を進める。このような自主的な取組による病床の機能分化・連携が進まない場合には、都道府県知事がその役割を適切に発揮できるよう、権限の在り方について、速やかに関係審議会等において検討を進める(同56頁)」と位置づけられた。この時点で、政府として集中期間中に公立・公的病院について、自治体・公的病院の民間医療機関の補完を前提として、積極的に再編・統合の議論を進めるという方針が確立した。

6　新経済・財政再生計画改革工程表2018

　2018年12月20日には「新経済・財政再生計画改革工程表2018」が公表された。「社会保障3．医療・福祉サービス改革」においては、図表4－4のように、政策目標として、「【指標①】医療費・介護費の適正化」「【指標②】年齢調整後の一人あたり医療費の地域差半減」が挙げられ、具体化のための取り組みとして、「26ⅱ．地域医療構想の実現（公立・公的医療機関について民間医療機関では担うことができない機能に重点化するよう再編・統合の議論を進める）」が示されている。具体的な、数値目標（KPI）として「公立病院改革プランまたは公的医療機関等2025プラン対象病院のうち、地域医療構想調整会議において具体的方針について合意に至った医療施設の病床の割合【2018年度末までに100％】」「地域医療構想調整会議において公立・公的病院等の非稼働病棟の対応方針

図表4－4　新経済・財政再生計画改革工程表2018

社会保障　3．医療・福祉サービス改革

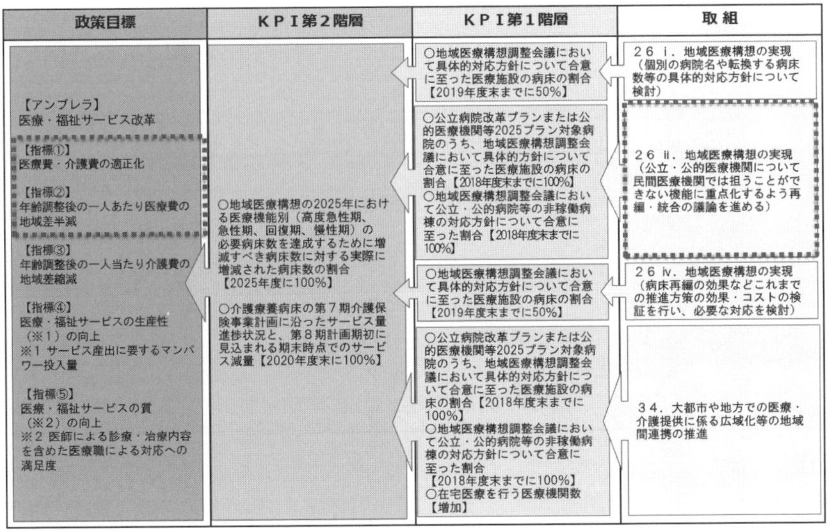

2018年12月20日経済財政諮問会議「新経済・財政再生計画改革工程表2018」12頁
点線は筆者が加筆

について合意に至った割合【2018年度末までに100％】」が挙げられている（同12頁）。

　公立・公的病院の統合再編の目標が「医療費・介護費」の抑制、都道府県の医療費の地域差指数（１人当たり医療費について、人口の年齢構成の相違分を補正し、全国平均を１として指数化したもの）を平準化することが明確となった。このあたりから、自治体病院・公的病院を統合再編することが、国の目指す医療費の抑制の切り札であることが強調されるようになった。

7　自治体病院は果たして非効率か？

　自治体病院は税金が投入されていることで非効率という批判がされている。しかし、自治体病院が立地する地域では、医療費の地域差指数が低いというデータがある。図表４－５は、2015年の１人当たり年齢調整

図表４－５　自治体病院病床割合・地域差指数相関図

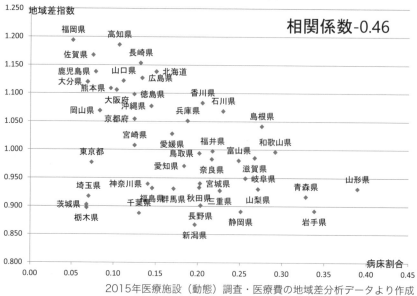

2015年医療施設（動態）調査・医療費の地域差分析データより作成

後医療費（市町村国民健康保険＋後期高齢者医療制度）を都道府県別に指数化した地域差指数と、その自治体における自治体病院の病床数の割合を相関させたグラフである。自治体病院の病床数の割合の高い地域は、地域差指数が低い傾向が存在する。その一方図表４－６のように、民間病院の割合が高くなることで医療費の支出が多くなる傾向もある。民間病院の割合が高い県でも自治体病院が立地することで地域差指数が低い地域もある。図表４－７は地域差指数1.11の熊本県（都道府県で10番目に地域差指数が高い）の県内市町村の地域差指数である。公立多良木病院という自治体病院を一部事務組合により共同運営する各自治体の地域差指数は、多良木町0.90、湯前町0.90、水上村0.93、あさぎり町0.96と熊本県内でも低い傾向にある。

図表４－６　民間病院病床割合・地域差指数相関図

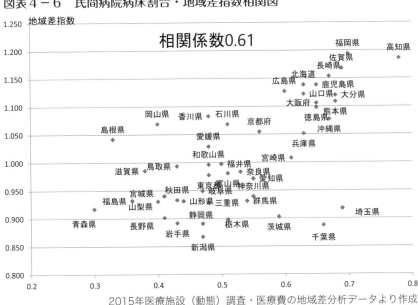

2015年医療施設（動態）調査・医療費の地域差分析データより作成

図表４－７　熊本県内自治体地域差指数

自治体名	地域差指数	うち入院	自治体名	地域差指数	うち入院
熊本県	1.11	1.26	小国町	0.94	1.04
熊本市	1.13	1.31	産山村	0.9	1.04
八代市	1.06	1.17	高森町	0.98	1.1
人吉市	1.08	1.2	西原村	1.19	1.47
荒尾市	1.22	1.41	南阿蘇村	1.08	1.3
水俣市	1.26	1.41	御船町	1.08	1.25
玉名市	1.11	1.25	嘉島町	1.22	1.43
山鹿市	1.03	1.16	益城町	1.1	1.28
菊池市	1.05	1.15	甲佐町	1.14	1.3
宇土市	1.1	1.2	山都町	1.05	1.25
上天草市	1.22	1.39	氷川町	1.03	1.12
宇城市	1.1	1.2	芦北町	1.22	1.37
阿蘇市	1.14	1.34	津奈木町	1.23	1.38
天草市	1.15	1.38	錦町	1.06	1.1
合志市	1.12	1.29	多良木町	0.9	0.89
美里町	1.17	1.41	湯前町	0.9	0.88
玉東町	0.98	1.13	水上村	0.93	0.96
南関町	1.09	1.33	相良村	0.95	0.96
長洲町	1.12	1.24	五木村	0.97	1.07
和水町	0.99	1.06	山江村	1.1	1.16
大津町	1.09	1.26	球磨村	1.05	1.17
菊陽町	1.05	1.19	あさぎり町	0.96	0.93
南小国町	0.87	0.93	苓北町	1.03	1.22

2015年医療費の地域差分析データより作成

8　公的医療機関の九原則

　そもそも公的医療機関の存在意義はどこにあるのか。歴史的な経緯を確認したい。公的医療機関は、戦後の医療法の制定の際に創設された。第二次世界大戦の戦災により多数の医療施設が消失し、どのように医療提供体制を再建していくかが課題となった。新たに設置された「医療制度審議会」は、1948年５月、「医療機関の整備改善に関する答申」を行い、戦災により相当多数の医療機関が損耗をきたしていることなどから、「公的医療機関」を速やかに設置することを答申する。1948年７月に制定された「医療法」では「公的医療機関」の規定が盛り込まれた。公的医療機関の指定にあたって厚生省は「公的医療機関の九原則」を示している。

・公的医療機関の九原則

1．普遍的且つ平等に利用しうるものであること。
2．常に適正な医療の実行が期待しうること。
3．医療費負担の軽減を期待しうること。
4．その経営主体は当該医療機関の経営が経済的変動によって左右されないような財政的基礎を有し、且つ今後必要に応じ公的医療機関を整備しうる能力（特に財政的な能力）を有する者であること。
5．当該医療機関の経営により生ずる利益をその医療機関の内容の改善のための用途以外に使用しないような経営主体であること。
6．社会保険制度と密接に連携協力しうること。
7．医療と保健予防の一体的運営によって経営上、矛盾を来さないような経営主体であること。
8．人事業務等に関し、他の公的医療機関と連携、交流が可能であること。
9．地方事情と遊離しないこと。
『日本農民医療運動史前編通史』463 ～ 464頁より。

　厚生省は、公的病院として、1951年に日本赤十字社、社会福祉法人恩賜財団済生会、厚生（医療）農業協同組合連合会などを指定している。現在、厚生労働省の医療政策において、公的医療機関の役割に関して九原則が議論されることはほとんどないようである。九原則で筆者が注目するのは、3と6である。社会保険制度と連携し、医療費負担の軽減を期待しうることが公的病院の原則として掲げられている。安い費用で質が高い医療を提供することが公的医療機関の使命であるともいえる。

　このような歴史的経緯や現状を踏まえず、国が一方的に民間医療機関の補完と重点化の視点を強調することは納得がいかない面がある。少なくとも改革工程表2018の「【指標②】年齢調整後の一人あたり医療費の地域差半減」の目標達成のために、「公立・公的医療機関について民間医療機関では担うことができない機能に重点化するよう再編・統合の議

論を進める」ことは、全く論理的でないと考える。

　新経済・財政再生計画改革工程表2018においても、新型コロナウイルスなどの新興感染症について、自治体病院や公的医療機関等が果たす役割は考慮されていない。新型コロナウイルスに対しての自治体・公的病院の果たした役割を考えれば、全く根拠のない危険な政策が、「医療費の抑制」という錦の御旗の下に進められていたと考える。

　筆者は、民間医療機関の医療を否定するものではなく、性格の異なる複数の経営主体が併存して医療を提供する日本の医療体制にはメリットがあると考えている。数的には圧倒的に多い民間医療機関に、自治体病院や赤十字・済生会のような公的医療機関を組み合わせ、多様な経営形態の間で競争（筆者は「切磋琢磨」という言葉がふさわしいと考えている）を行ってきたことで、わが国の医療が比較的安上がりで一定の質を保った医療を提供してきたと考えている。

　また、筆者は全国を回りながら、一生懸命地域医療を支えている民間医療機関の関係者の意見を伺うこともあるが、民間医療機関の経営努力に比べ「自治体病院の経営は甘い」という批判にも一理あると感じている。自治体病院も、本気になって病院経営の質を向上させていく必要があると考える。

9　経済財政運営と改革の基本方針2019

　2019年6月15日に閣議決定された「経済財政運営と改革の基本方針2019」は、医師の働き方改革を踏まえて、「地域医療構想の実現に向けた取組、医師偏在対策、医療従事者の働き方改革を三位一体で推進し、総合的な医療提供体制改革を実施する」ことが示された。

　その上で「地域医療構想の実現に向け、全ての公立・公的医療機関等に係る具体的対応方針について、診療実績データの分析を行い、具体的対応方針の内容が、民間医療機関では担えない機能に重点化され、2025年において達成すべき医療機能の再編、病床数等の適正化に沿ったもの

となるよう、重点対象区域の設定を通じて国による助言や集中的な支援を行うとともに、適切な基準を新たに設定した上で原則として2019年度中に対応方針の見直しを」求めるとされた。また、民間医療機関についても、「2025年における地域医療構想の実現に沿ったものとなるよう対応方針の策定を改めて求めるとともに、地域医療構想調整会議における議論を促す」としている。

　その上で、「こうした取組によっても病床の機能分化・連携が進まない場合には、2020年度に実効性のある新たな都道府県知事の権限の在り方について検討し、できる限り早期に所要の措置を講ずる」という非常に厳しい姿勢を示していた。

10　民間病院から自治体病院のあり方に対して厳しい指摘

　国が医療費の抑制の視点から、公立・公的病院の統合再編の姿勢を強める中で、民間病院関係者からも自治体病院に対して強い姿勢が示される。2019年6月21日の厚生労働省「地域医療構想に関するワーキンググループ」の第22回会議では、自治体病院・公的病院のあり方に対して激しい意見の対立があった。日本医師会の中川俊男氏（現日本医師会長、当時は副会長）は、「地域医療構想調整会議での議論の活性化にむけて」という資料を提出。資料は2017年度の自治体病院（都道府県・市町村立と地方独立行政法人立）への繰入金は、873病院の合計で約8,000億円に達するとし、「地域医療構想の調整会議で、公立・公的医療機関等と民間病院は、そもそも同じ土俵にない。もし担っている機能が同じなら、公立・公的医療機関等が引くべきという理由の一つが、この資料だ」と提出趣旨を説明。ただし、「公立・公的医療機関等を目の敵にしているわけではない。構想区域に、公立・公的医療機関しかなく、地域住民から信頼を得ているなら、その機能は拡大してもらいたいということ」などと述べ、誤解のないよう付言した（m3.com医療維新橋本佳子レポート2019年6月22日配信より引用）。

　これに対して、全国自治体病院協議会会長の小熊豊氏は、「公立病院と民間病院は、税の面では、"イコールフッティング"でないのは、その通り。しかし、公立病院の歴史的背景から言えば、税を投入してでも、医療を維持しなければいけないという原点があり、地域住民が必要とする医療を総合的に提供しなければいけない。民間病院のように自分の得意なところのみをやるわけにもいかない。給与が高いのは事実だが、地方自治法で決められて上がっている状況も理解してもらいたい。また経営も大事だが、住民に必要な医療、公立病院に重点化すべき医療を第一に考えており、経営が第一ではなく、経営は第二くらいだ」。ただし、「無駄な、あるいは存続する意義がない公立病院があれば、それは皆さんと協議して、再編統合やダウンサイジングは積極的にやっていいと考えている」とも付け加えた（m3.com同より引用）。

　総務省自治財政局公営企業課準公営企業室室長の坂越健一氏（当時）は、今夏に「代替可能性」あるいは「再編統合の必要性について特に議論する必要がある」公立病院等が公表予定であることを踏まえ、「代替可能性があると、名指しされれば、廃止される病院とみなされ、医師や看護師等が減るという不安が広がっている」と述べ、今後の情報発信の在り方や資料の書きぶりについて、注意するよう要請を行ったという（m3.com同より引用）。しかし結果として、厚生労働省は、次に述べる再検証要請の実名公表を強行した。

11 再検証要請の実名公表による混乱

　2019年９月26日、厚生労働省が所管する「地域医療構想に関するワーキンググループ」の第24回会議が開催され、会議の中で厚生労働省は、再編統合など地域医療構想を踏まえた具体的対応方針の再検証を要請する424病院の実名を公表した（後に436病院に）。424病院は、次の基準で選ばれた。

①　構想区域について５つの人口規模（人口100万人以上、50万人〜

　　100万人未満、20万人〜50万人未満、10万人〜20万人未満、10万人
　　未満）のグループに分ける。

② 　その上で、図表4－8のように、A項目として、がん・心疾患・脳
　　卒中・救急・小児・周産期・災害・へき地・研修派遣機能の9領域
　　について、診療実績が特に少ないかのチェックを行う。人口区分ご
　　とに、9項目の診療実績について、各人口区分一律で、下から
　　33.3％に該当する場合を特に診療実績が少ないこととした。

③ 　さらにB項目として、近い構想区域に所在する医療機関を一つのグ
　　ループとして捉え、がん・心疾患・脳卒中・救急・小児・周産期の
　　6領域の診療実績診療実績の比較を行う（図表4－9）。近接は、
　　お互いの所在地の自動車移動時間20分以内が基準とされた。なお、
　　人口100万人以上の構想区域は対象外とされた。

　　A項目該当病院は277院、B項目該当病院は307院で、A・B項目両方

図表4－8　診療実績の分析と再検証要請

A)「診療実績が特に少ない」の分析（がん・心疾患・脳卒中・救急・小児・周産期・災害・へき地・研修・派遣機能の9領域）

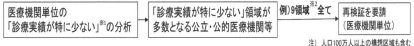

B)「類似かつ近接」の分析（がん・心疾患・脳卒中・救急・小児・周産期の6領域）

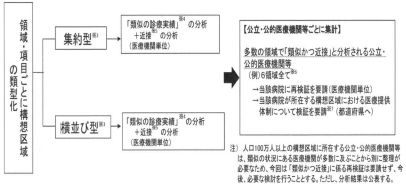

2019年9月6日「地域医療構想に関するワーキンググループ」資料

図表４-９　類似の実績の考え方について

〔構想区域の類型化の手順〕
①診療実績が上位50%（累積占有率50%）以内に入っている医療機関を上位グループとする。
②上位グループの中で占有率が最低位の医療機関の実績と、下位グループのうち占有率が最高位である医療機関の実績とを比較し、上位グループと下位グループで明らかに差がある場合を「集約型」、一定の差がない場合を「横並び型」とする。

集約型における「類似の実績」の基本的考え方:
① 実績上位グループに入っていない医療機関(C,D)については、「類似の実績」と考える。
② 上位グループと下位グループで明らかな差がある。

横並び型における「類似の実績」の基本的考え方:
① 上位グループに入っていない医療機関(D,E,F)については、「類似の実績」と考える。
② 上位グループに入っている医療機関であっても、入っていない医療機関と「一定の差」がない医療機関(B,C)は「類似の実績」とする。
　この場合の「一定の差」については、集約型に入っていない医療機関のうち、最大の実績(D)の1.5倍以内であるか否かによって判断する。

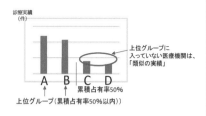

集約型
単独もしくは少数の医療機関が当該構想区域の診療実績の大部分を担っている場合

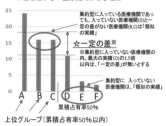

横並び型
上位グループの中に下位と差がない医療機関がある場合

2019年９月26日「第24回地域医療構想に関するWG」資料１

ともに該当する病院は160院で、合計424病院が指定された（その後、データの精査により436病院となる）。再検証対象医療機関は、１年後の2020年９月末を期限として、医療の効率化の観点から機能の分化・連携、集約化、機能転換・連携等について検討することを求められた。

12　病院現場の不安と動揺、NHKニュースウオッチ９でのコメント

　424の病院名が公表された当日、NHKニュースウオッチ９に録画出演しコメントを行うこととなった。筆者は厚生労働省とほとんど関係がなく、仕事をしていないため、公表された病院の数も対象病院名も全く知らなかった。病院名の公表で感じたことは、その多さである。筆者が積極的に応援している交通の便の悪い地方の病院も大量にリスト化されていた。録画収録で渋谷のNHK放送センターに入る前に、リスト化され

た複数の病院関係者から、現場の不安と動揺の状況について連絡があった。病院現場の人たちの不安を少しでも軽くするようなコメントをしなければならない。これまでの経験でテレビ出演は多少慣れていたが、久しぶりに緊張して録画収録に臨むこととなった。

　実際のニュースでは「（対象病院の）数が多すぎる。事前に予告等もないままにやるので各病院で働く人や患者に不安を与える可能性が高い。『あの病院は危ない』と風評被害さえも起きかねない。病院の統合再編の議論は地域住民をまき込みながら行う必要がある。統合や再編の必要性が高い地域もあるのでそういうところはちゃんと進める。丁寧な議論が必要である。やらない決断があって良い。地域が主体的に考えるべき」というコメントが放送された。当時は、税金が投入され非効率な自治体病院は効率化すべきという意見も強かった。実際、ニュースウオッチ９の担当者からも、自治体病院に税金が投入されて非効率である点を指摘されたが、今回の病院公表は風評被害の問題であり、へき地の病院ひいては地域の医療提供体制の存続の問題であることを訴え、オンエアされた発言となった。

13　厚生労働省の対応に批判

　厚生労働省の突然の病院名の公表に、対象となった病院関係者のとまどいや怒り、不安は大きかった。病院が立地する全国の自治体の首長からも厚生労働省の対応への批判が相次いだ。例えば、和歌山県の仁坂吉伸知事は10月１日の定例記者会見で、厚生労働省が進める地域包括ケアシステムを評価し、同省の政策方針について異論はないとした上で、「公立病院を維持するかどうかを考えるのは設置者だ、非効率だけど資金をつぎ込んで維持するか、難しいと思ったら合併・再編するか、それは厚労省が決めることではない」と指摘。同省が個別の病院名まで挙げた点について「やり過ぎだ」と批判したことが報道されている（2019年10月３日毎日新聞）。

　再検証要請病院の公表に対する総務省の対応は早かった。9月27日の高市早苗総務大臣（当時）は閣議後記者会見で、「地域医療構想の実現には、地域の実情を十分に踏まえた議論が行われることが重要」「国と地方が共通の認識を持って取り組みを進めることが必要」と発言。地方の意見を良く聞くために、国と地方の協議の場を新たに立ち上げることを明らかにした。10月4日には、地方3団体（全国知事会・全国市長会・全国町村会）からの代表のほか、総務省、厚生労働省の副大臣、担当者が出席し、会議が行われた。

　会議は非公開で行われたが、全国知事会で社会保障担当の平井伸治鳥取県知事は「地域の医療機関がなくなったら命や健康は誰が守るのか。地域住民は大変不安がっている」など、厚生労働省の対応を批判した（共同通信2019年10月4日）。地方の反発に対して、厚生労働省は、非公開の場で「一律の基準で発表し、地域に不安を与えたことについて反省したい。各地に出向いて丁寧に説明したい」との発言があったという（日本経済新聞2019年10月5日）。

　10月17日には、厚生労働省は福岡市内で424の公立・公的病院名を公表したことについての説明会を開催する。説明会の冒頭、橋本岳厚労副大臣（当時）は、病院名の公表について「皆さまにご不安、ご心配を招いてしまった。反省しなければならない」と陳謝。その上で、厚生労働省の担当者が、今後の医療体制の見直しに際し「必ずしも医療機関の統廃合を決めるものではない。方向性を機械的に決めるものでもない」と理解を求めた。説明会に参加した出席者からは「医師確保の足かせになった」「撤回を」などと不満が噴出したという（2019年10月24日時事通信）。その後、厚生労働省は全国を回り、対象となった病院への説明に追われることになる。

　地域医療確保に関する国と地方の協議の場は、10月4日以降複数回にわたって行われている。2019年12月24日に行われた第3回目の会議では、病床削減に対応した補助を全額国費で賄う支援策が国の来年度予算案に盛り込まれたこと、2020年9月であった再検証期限について改めて示す

とされたことなどを受け、自治体側が医療体制を見直すための検証に応じる姿勢を示した。厚生労働省と地方3団体との関係が正常化したところで、新型コロナウイルスが蔓延することとなった。

14　再検証要請424病院の公表の問題点

　今回の再検証要請病院公表の問題点はどこにあるのか。ニュースウオッチ9でもコメントをしたが、何よりも再検証要請424病院の数は多すぎる。全国一律で診療実績を元に線をひいたため、交通の条件の悪い地方の中小病院が数多く対象とされた。筆者も訪問して実情を知っており、「これは対象としてはまずいだろう」という病院が多数リスト化された。

　距離の問題もある。全国一律で自動車20分の距離が適応され、積雪や山間地などの事情を考慮していない。今回、対象となった地域として最も多いのが北海道の54病院（対象の48％）、新潟県の22病院（対象の53％）となっているが、共に冬は雪の多い地域である。天候などの立地条件を考えずに一律の基準でリスト化された病院にとっては納得いかないであろう。

　地方で絶対に必要と考える病院がリスト化された一方、筆者が統合再編の議論を進めるべきと考えている都市部の病院が数多くリストから漏れていた。診療実績のデータの対象を全国一律で下位33％としているため、人口の多い地域の都市部の病院は診療実績が一定数あるのでリストから外れたのだと考える。これでは、都市部の自治体病院・公的病院等の統合再編がかえって進まなくなると感じた。

　筆者は、わが国で最も多く全国の自治体病院を回っている研究者であると自負している。筆者が考える統合再編の必要がある病院の「相場感」と全く異なる厚生労働省の病院名公表に納得がいかなかった。そもそも地域医療構想を進めている厚生労働省の担当職員は、実際に病院の統合再編の作業に関わったことはほとんどない。筆者は、これまで多数の病

院の統合再編の仕事をしてきたが、厚生労働省の組織や職員のサポートを感じることは一切なかった。厚労省の関与を感じたことは地域医療再生基金の補助金を出したことだけである。恐らく厚生労働省の地域医療構想の担当職員は地方の自治体病院や公的病院の現場をほとんど訪問したことがないはずである。少なくとも私が訪問した病院では全く聞いたことがない。

そもそも、国の厳格な定数管理のため、厚生労働省の職員は少ない職員数で多くの仕事をしなければならない。国民の命や生活に直結する仕事のため、政策についての利害関係者も多く、マスコミなどの批判も受けやすい。仕事に余裕のないので、病院の現場を回ることはほとんどない。今回の再検証要請のような机上の空論の政策が作られるのは当然の結果かもしれない。厚生労働省の職員を批判することは簡単だ。一番の問題は少ない職員数で仕事をさせている日本国民であるとも考える。公務員の数を減らしすぎて仕事の質を低下させている現状に、筆者は憂慮を覚えている。

公表について病院に予告なく行われたことも問題である。実際に病院職員や住民・患者に不安を与えている。リスト化された病院は「経営があぶない」とされ、若い医療職が就職に躊躇する危険性もある。職員のモチベーションが下がり、大量退職が起きかねない。さらに言うならば、医師を送っている大学医局が、リスト化を契機に医師を引き揚げる、新しい派遣が行われない可能性もある。「風評被害」が起きる危険性がある。

再検証期間が1年間と短いことも問題である。地域の病院の統合再編には、公開による丁寧な話し合いが必要である。さらに言えば、地方自治、地方行政の問題として首長や地方議会議員の関与は当然必要である。地域医療構想は国の医療政策である。しかし具体的な自治体病院の設置は地方自治体の自治事務であり、統合再編の問題になれば地方自治の問題になる。厚生労働省はこのことをあまり理解していない。地域医療構想調整会議は法律による、医療の専門家の集まる会議である。しかし、地方自治上において、自治体病院に関して政治的な決定をする権限は存

在しない。医療の専門家の意見は尊重すべきではある。だが、地方自治
上で判断すべき要因は医療提供の視点だけではない。

15 再検証要請病院と新型コロナウイルス

　これまで地域医療構想には新興感染症の視点がないことを指摘してき
たが、再検証要請病院の視点にも新興感染症の視点はない。厚生労働省
の調べでも図表4－10のように、再検証対象医療機関のうちG-MIS（新
型コロナウイルス感染症医療機関等情報支援システム）で報告のある
402機関において250機関（62％）が、新型コロナウイルスの患者受け入
れ可能機関となっている。実際に受け入れ可能とした250機関のうち191
機関が新型コロナウイルスの患者を受け入れている。

図表4－10　再検証対象医療機関の新型コロナ受入可能状況

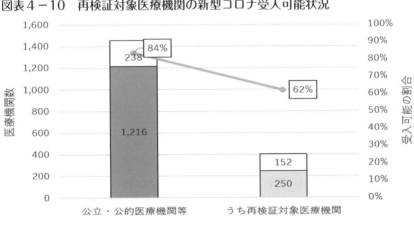

対象医療機関：G-MISで報告のあった全医療機関のうち急性期病棟を有する公立・公的医
療機関等（1,454医療機関）
再検証対象医療機関：436機関※（うちG-MISで報告のあるものは402機関）
　　　　　　　厚生労働省「医療機関の新型コロナウイルス感染症患者の受入状況等について
（1月末時点）」

　新型コロナウイルス患者の受け入れ不能の医療機関は、地方の高齢者の医療を担う、小規模の病院が大多数と思われる。新型コロナウイルスの患者の入院受け入れができなくても、地域で唯一の医療機関として発熱外来の設置や新型コロナウイルスワクチンの接種など、新型コロナウイルスへ対応していることも多い。

16 地域医療構想、公立病院改革ガイドラインと精神病床

　地域医療構想において、感染症病床と共に病床の見直しの直接の対象となっていない病床に精神病床がある（このほか結核病床も対象外）。そもそも、わが国の精神病床は、世界的に見ても非常に多い傾向にある。図表４－11は、精神病床数及び平均在院日数の国別比較のグラフである。日本の人口千人当り精神病床数は2.61床、平均在院日数も265.8日で他の国に比べて圧倒的に高い。図表４－12は、OECD諸国の精神病床数の推移のグラフであるが、諸外国が大幅に精神病床を減らしている一方、日本はほとんど減らしてこなかったことが分かる。

　わが国の精神病床の歴史を振り返ってみると、明治時代の精神病床者の監置主義（1900年精神病者監護法制定、私宅監置の存在、劣悪な環境、人権の侵害）から、大正に入っての僅かな治療主義（1919年精神科病院法制定、道府県立精神病院の整備を法律で定めるものの予算不足から少

図表４－11　精神病床数及び平均在院日数の国別比較

国名	日本	ドイツ	フランス	カナダ	イギリス	アメリカ	イタリア
人口千人当精神病床数	2.61	1.28	0.83	0.36	0.35	0.25	0.09
平均在院日数	265.8	25.5	23	21.2	35.2	6.4	13.6

2021年４月15日財政制度分科会資料23頁
　　（出所）「OECD Health Statistics 2020」、「OECD.Stat」、「2019年度病院報告」

図表4-12　OECD諸国の精神病床数の推移

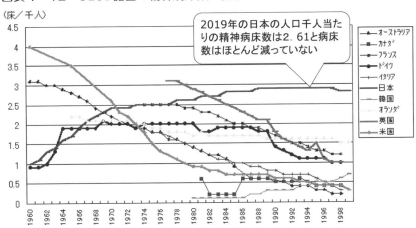

OECD Health Data 2001

厚生労働省「精神保健・医療・福祉の現状」より
http://www.mhlw.go.jp/shingi/2002/01/s0128-7o.html

数しか設置されず）、戦後の精神病院への収容主義（1950年精神衛生法の成立、高度成長期の民間精神病院の設立ブームと民間精神病院の病床の急拡大、病院における人権問題の発生）、昭和末期から平成にかけての人権尊重と社会復帰促進、障害者福祉の対象への時代への移行（1987年精神保険法成立、精神保健指定医制度の導入、都道府県に精神医療審査会の設置、1993年の障害者基本法制定により精神障害者が初めて障害者福祉の対象として規定）、2002年の社会保障審議会「今後の精神保健医療福祉施策ついて」の公表以降の入院医療中心から地域生活中心の動きへと変遷している。

　2004年9月には、厚生労働大臣を本部長とする精神保健福祉対策本部が「精神保健医療福祉の改革ビジョン」を公表し、受入条件が整えば退院可能な者（約7万人）について、精神病床の機能分化・地域生活支援体制の強化などにより10年後の解消を図ることが示されている。その後、2009年9月、「今後の精神保健医療福祉のあり方等に関する検討会報告

書」が取りまとめられ、2014年4月には精神保健福祉法改正法が施行される。

　2014年7月、「長期入院精神障害者の地域移行に向けた具体的方策の今後の方向性」が取りまとめられた。長期入院精神障害者の地域移行を進めるため、本人に対する支援として、「退院に向けた意欲の喚起（退院支援意欲の喚起を含む）」、「本人の意向に沿った移行支援」、「地域生活の支援」を徹底して実施することや精神医療の質を一般医療と同等に良質かつ適切なものとするために精神病床を適正化し、将来的に不必要となる病床を削減するといった病院の構造改革が必要であるといったことが示されている。

　筆者は2003年度に埼玉県立精神医療センターの事務職として勤務した経緯があり、精神科医療には思い入れがある。精神科病院に勤務していた時は、まさに入院医療中心から地域生活中心の動きが始まった時期であった。

　図表4-13は、精神病床の削減数・削減率のグラフである。わが国の精神病床は、2003年の354,448床に対して2019年は326,666床であり、削減数が27,782床、削減率は7.8％でしかない。一方、自治体病院の精神病

図表4-13　精神病床の削減数・削減率

単位：床

	2003年	2019年	削減数	削減率
全精神病床	354,448	326,666	27,782	7.8%
うち 自治体病院精神病床	23,180	15,959	7,221	31.1%

全精神病床は厚生労働省病院報告

自治体病院精神病床は地方公営企業年鑑のデータ

床は2003年の23,180床に対して、2019年は15,959床で、削減数は7,221床、削減率は31.1％になっている。

　2021年4月15日の財政制度等審議会財政制度分科会で、財務省は2022年度診療報酬改定の議論を踏まえて、OECDの医療の質レビュー2014の「日本の自殺率の高さ、精神科病床数の多さ及び精神科施設への平均入院日数の長さから、精神医療の質及びアウトカムに関して、大きな改善の可能性が示唆される」ことを引用しつつ、世界的に見た日本の精神病床の多さを指摘している（注:「OECD医療の質レビュー2014」では、「日本における多くの精神科病床は、長期入院慢性患者が利用しており、他のOECD加盟国では精神科病床のカテゴリーで報告されていない可能性がある点に留意が必要」と指摘もされている）。

　地域医療構想においては、精神病床に関しては社会・援護局の所管で医政局の所管でないことからか、病床数の議論の対象となっていない。現在の精神病床の議論は、従来からの統合失調症の患者の長期入院の解消の議論に加え、新たな入院患者となっている認知症の患者や、児童思春期の患者、身体合併症の患者、感染症の患者受け入れなどが問題となっている。今回の新型コロナウイルスの蔓延に際して精神科病床の感染症対応の不備が問題となったのは記憶に新しいところである（2021年4月18日NHKニュース精神科の患者コロナに感染しても指定医へ転院できず6割に）。さらに、自殺防止の観点からは、うつなどのストレス系の患者への対応も必要であり、身体症状の変調を訴える患者の対応が必要に思われる。

　その点で見れば、単に精神科病床という一括りではなく、行う精神科医療の特徴を踏まえた病床整備の議論が必要となる。さらに言えば、精神科単科病院の行う精神科医療について否定するものではないが、児童思春期病床について言えば小児科・内科との連携、新興感染症の病床では呼吸器内科や感染症科との連携が必要となり、一般病院との連携が一層必要な時代になっているように思われる。縦割りの精神科病床の議論では足りず、医政局との共同で管轄する地域医療構想における精神科病

床の議論が必要とも考える。

　自治体病院の精神病床について議論するならば、2003年と比較し2019年の病床削減率は31.1％に及んでいる。しかし、全ての精神科病床で精神科医療の向上が達成されているかと言えば疑問な面もある。一般の診療科に比べて精神科の診療報酬が低いことから病院経営は非常に厳しい。このため老朽化した病院建物は建替えができず劣悪なままなことも多い。収益が悪いことで職員採用が抑制され、人手をかけた精神科医療ができない。病床を埋めるため、長期入院者の退院促進が不十分となる。建物が古く、職員も少ないので児童思春期や新興感染症などの課題に十分対応できない病院も多いように思われる。残念ながら、筆者が病院再生に関わっており、第６章で議論する香川県の三豊市立永康病院の精神科医療もこのような問題に直面しており、時代に十分対応していない精神科医療が行われていた。現在、市立永康病院は、新病院の移転新築に合わせて新しい精神科病床・医療のあり方について模索を行っている。

　さらに言えば、総務省の新旧公立病院改革ガイドラインにおいて精神科病床のあり方について議論がされたことはなく、自治体病院の精神病床のあり方について政策誘導するものはなかった。現在、策定が予定されている第３期の公立病院改革ガイドラインでは、これからの精神病床のあり方について議論がなされることが必要と考える。

17　病院の統合・再編の必要性

　筆者は、これまで述べてきたように、国の進めようとしてきた医療費削減のための自治体病院の統合・再編の議論は論理的ではなく問題であると考えている。しかし、地域の医療を守るため、状況に応じては自治体病院の統合・再編や病床の削減を進める必要があるとも考えている。

　医療が高度・専門化する中で中小規模の病院では、若手中堅医師は勤務せず、大学医局もなかなか医師を派遣しない。患者も医療提供の充実した大病院に流れる。近くにある中小規模の病院を統合・再編し、提供

できる医療を高度化し、研修体制を充実することで医師数を増やす。医療提供力が充実することで患者が集まり、経営が安定する。病院の統合・再編は地域に医療を残すための一つの選択肢であると考える。実際、病院の統合することで医療提供能力を向上させ、若手医師の集まる病院となった事例は少なくない（加古川中央市民病院、中東遠総合医療センターなど）。

18 医師の働き方改革

これからの病院の統合・再編を考える上で、重要な要因となるのが「医師の働き方改革」である。2018年7月6日、「働き方改革を推進するための関係法律の整備に関する法律」が公布された。これは少子化が進み労働力人口が減少する中で、高齢者・女性・外国人など多様な労働人材が活躍できる社会をつくるというダイバーシティ（多様性）マネジメントの推進を図ること、長時間労働など日本的労働慣行は非効率であり、生産性を高めることなどを目的に関係法令の改正が行われた。

改正により、2019年4月から残業時間の上限が原則として月45時間・年360時間となった。臨時的な特別の事情があって労使が合意する場合でも、年720時間以内、複数月平均80時間以内（休日労働を含む）、月100時間未満（休日労働を含む）を超えることはできない。

しかし、医師の時間外勤務の現状は、図表4−14のように年1,920時間（週80〜90時間）が10.5％、年960時間（週60〜70時間）が40.5％に及ぶ。機械的に労働基準法を適用すると医療現場が回らなくなる。このため医師の労働時間については2024年4月まで5年間の猶予がなされている。

2024年4月の医師への労働時間の上限規制導入に向けて、「医師の働き方改革に関する検討会（2017年8月発足）」、「医師働き方改革推進検討会（2019年7月発足）」の2つの会議が設置されて検討が行われた。その結果、図表4−15のように、診療従事勤務医の時間外労働の上限水準として、脳・心臓疾患の労災認定基準を考慮したA水準（年960時間

図表４－14　病院勤務医の週勤務時間の区分別割合

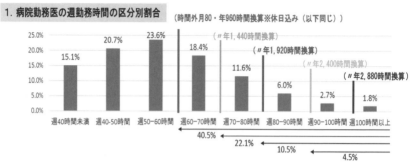

※「医師の勤務実態及び働き方の意向等に関する調査」（平成28年度厚生労働科学特別研究「医師の勤務実態及び働き方の意向等に関する調査研究」研究班）結果をもとに医政局医療経営支援課で作成。病院勤務の常勤医師のみ。勤務時間は「診療時間」「診療外時間」「待機時間」の合計でありオンコール（通常の勤務時間とは別に、院外に待機して応需患者に対して診療等の対応を行うこと）の待機時間は除外。医師が回答した勤務医師数であり、回答時間数すべてが労働時間であるとは限らない。

医師需給に関する検討会医師需給分科会第28回資料

図表４－15　医師の時間外労働規制について

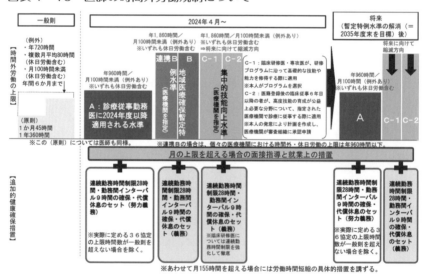

厚生労働省「医師の働き方改革の推進に関する検討会」中間とりまとめ資料

／月100時間）が設定された。さらに、医療機関の指定を受けることを前提として、Ｂ水準：地域医療確保暫定特例水準（特定地域医療提供機関、連携型特定地域医療提供機関）年1,860時間／月100時間を上限とする。Ｃ水準：集中的技能向上水準（技能向上集中研修機関、特定高度技能研修機関）年1,860時間／月100時間を上限とするが認められることとなった。Ａ～Ｃ水準において月の上限を超える場合の面接指導と就業上の措置が必要とされ、Ｂ・Ｃ水準には、連続勤務時間制限28時間・勤務間インターバル９時間の確保・代償休息が義務づけられる。さらにＢ・Ｃ水準の医療機関には、医師労働時間短縮計画の作成が求められる。筆者は、機械的な医師への労働時間の上限規制導入は地域医療の崩壊を招きかねないと考えている。特定地域医療提供機関等の創設は、病院現場の実情を踏まえた現実的な対応として一定の評価をしている。

　医師の時間外労働規制の諸制度については、2021年５月21日に成立した「良質かつ適切な医療を効率的に提供する体制の確保を推進するための医療法等の一部を改正する法律案」において法律化がなされた。同法案では、医師・歯科医師の養成課程の見直しが行われ、全国の医科大学・歯科大学の学生に対して、臨床実習を開始する前に実施される評価試験である共用試験（CBT・OSCE）に合格した医学生・歯学生が、医師・歯科医師の指導の下で臨床実習として「医業」を行うことができる旨を明確化されている。一定の要件で医学生・歯学生の行う診療行為がきちんと「医業」として法定化されたことは重要であると考える。

　いずれにしても、2024年４月の医師の時間外労働規制は確実に行われる。医師への時間外労働規制導入により、医療機関は大きな影響を受けることは確実である。

19　一方的な論理の押しつけはかえって地域医療を壊すことにつながる

　筆者は、地域に医療を残すために、自治体病院や国立病院、公的病院の統合・再編を進めることは必要と考える。しかし、多面的な視点に基づかない、財政的視点に基づく一方的なデータによる統合・再編論は、かえって統合が進まなかったり、統合・再編後に問題が起きる可能性が高いと考える。

　病院、地方議会、住民にきちんとしたデータが提示され、発言や議論の場が与えられる。地域に医療を残すためのぎりぎりの選択として、病院の統合・再編を選択することはやむ得ないと考えている。病院の統合・再編を行う場合、かならず不利益を被る人たちがいる。不利益を被る人たちへの可能な限りの配慮を行いつつ、それでも必要な場合、心は泣きながら決断をする。財政の効率化の観点から、反対をする人たちに「抵抗勢力」とレッテルを貼り、統合・再編を強行することは地域の医療の維持にとって決して望ましいことではないと考える。

　国は簡単に上から目線で「ダウンサイズ」の言葉を使うが、果たして「ダウンサイズ」される関係者は納得するであろうか。一定数の病床を減らすものの医療提供の質を上げる「バージョンアップ」の言葉を使うべきである。例えば、筆者が地域医療再生に関わっている富山県の朝日町立あさひ総合病院は、厚生労働省の医療介護総合確保基金や総務省の企業債・過疎債を使い、3病棟を2病棟に、病床数を199床から109床に大幅に減らす一方、廃止する病棟は職員が働きやすく勉強しやすいように改修を行い、地域包括ケア推進のための施設を整備するなどバージョンアップを図った。バージョンアップにより、病床は減ったものの常勤の看護職員は2017年の75名から2021年の94名に19名増員した。看護師の増員により夜勤の回数は大幅に減り、研修に行く余裕が生まれた。2020年度には看護師1名が特定行為研修を修了し（栄養及び水分管理に係る薬剤投与・創傷管理）、2021年度もさらに1名が研修修了（栄養及び水分管理に係る薬剤投与・血糖コントロールに係る薬剤投与）の予定であ

る。内科医師２名の増加もあり、病院の医業収益も改善の傾向にある。病床数を150床未満に減らしたことにより、総務省の第２種不採算地区の対象となり、特別交付税の交付対象となった。あさひ総合病院と朝日町の努力もあり、あさひ総合病院のバージョンアップは地域の関係者の理解を得ている。なお、あさひ総合病院は、このような病院・職員の努力に関わらず再検証対象424病院の１つに選ばれている。

　病院の統合再編は「権力」では進まない。地域の医療を守るという「共感」が広がることが重要である。担当職員の病院現場への敬意と誠意ある対応が「共感」を生むことにつながると考える。

20　自治体の手上げ方式の有効性

　病院の統合再編を進める見地から言えば、国が一方的に統合再編対象をあげるのではなく、手厚い財源措置を前提に自治体に手を上げさせた方が、統合再編が進むと考える。筆者が、厚生労働省の立場であれば、再編統合を進めるためのモデルケースとして各都道府県に主体的に２～３事例を選んでもらい、重点的に取組を行う（地方が選択することは、地方分権の理念からも当然の方法である）。政策誘導を行うため手厚い国の財政支援は当然必要となる。モデルケースは各都道府県２事例でも94事例になる。対象病院数は94病院をはるかに超える数となるはずである。それぞれの統合再編の試みの成功体験を踏まえて、次の統合再編の取組を進める。この手法はかつて麻生内閣時代の2009年度補正予算で政策化された地域医療再生基金で行われている。実際、全国に地域医療再生基金の交付を受けて病院の統合再編した成功例が多数存在する（加古川中央市民病院、加賀市医療センター、茨城県西部メディカルセンター、中東遠総合医療センター等）。病院の統合再編を進めるためには、これらの成功事例を横展開すべきであった。なぜ、厚生労働省は過去の成功体験を無視し、今回のような再検証要請424病院の実名公表という対応を行ったのか理解に苦しむ面がある。

図表４−16　地域医療構想における重点支援区域

1	**背景**

経済財政運営と改革の基本方針2019（令和元年6月21日閣議決定）において、地域医療構想の実現に向け、全ての公立・公的医療機関等に係る具体的対応方針について診療実績データの分析を行い、具体的対応方針の内容が民間医療機関では担えない機能に重点化され、2025年において達成すべき医療機能の再編、病床数等の適正化に沿ったものとなるよう、**重点支援区域の設定を通じて国による助言や集中的な支援を行う**こととされた。

2	**基本的な考え方**

● 都道府県は、**当該区域の地域医療構想調整会議において、重点支援区域申請を行う旨合意を得た上で**、「重点支援区域」に申請を行うものとする。
● 「重点支援区域」は、**都道府県からの申請を踏まえ、厚生労働省において選定する**。なお、**選定は複数回行う**こととする。
● 重点支援区域の申請または選定自体が、再編統合の方向性を決めるものではない上、**重点支援区域に選定された後も再編統合等の結論については、あくまでも地域医療構想調整会議の自主的な議論によるものである**ことに留意が必要。

3	**選定対象**

「重点支援区域」における事例としての対象は、**「複数医療機関の再編統合（注1）事例」**とし、以下①②の事例も対象となり得る。
①再検証対象医療機関（注2）が対象となっていない再編統合事例
②複数区域にまたがる再編統合事例

※1「再編統合」には、地域の医療提供体制の現状や将来像を踏まえつつ、個々に医療機関の医療提供内容の見直しを行うため、
　・医療の効率化の観点から、ダウンサイジングや機能の分化・連携、集約化
　・不足な医療提供の観点から、機能転換・連携　等の選択肢が含まれる。
※2　再検証対象医療機関のうち急性期機能等について、「診療実績が特に少ない」（診療実績がない場合も含む。）が9割領域全てとなっている、又は「類似かつ近接」（診療実績がない場合も含む。）が6領域（人口100万人以上の構想区域を除く。）全てとなっている公立・公的医療機関等

【優先して選定する事例】
以下の事例を有する区域については、再編統合を進める上で論点が多岐に渡ることが想定されるため、優先して「重点支援区域」に選定する。
なお、再検証対象医療機関が含まれる再編統合事例かどうかは、選定の優先順位に影響しない。
①複数設置主体による再編統合を検討する事例
②できる限り多数（少なくとも関係病院の総病床数10%以上）の病床数を削減する統合を検討する事例
③異なる大学病院等から医師派遣を受けている医療機関の再編統合を検討する事例
④人口規模や関係者の多さ等から、より困難が予想される事例

4	**支援内容**

重点支援区域に対する国による技術的・財政的支援は以下を予定。

【技術的支援】
・地域の医療提供体制や、再編統合を検討する医療機関に関するデータ分析
・関係者との意見調整の場の開催　等

【財政的支援】
・地域医療介護総合確保基金の令和２年度配分における優先配分
・新たな病床ダウンサイジング支援を一層手厚く実施

5	**スケジュール等**

重点支援区域申請は**随時募集**することとしており、**１月31日に１回目の重点支援区域（３県５区域）の選定を実施**。

【１回目に選定した重点支援区域】
・宮城県（仙南区域、石巻・登米・気仙沼区域）
・滋賀県（湖北区域）
・山口県（柳井区域、萩区域）

厚生労働省第25回地域医療構想に関するWG（2020年３月19日）

　2020年１月31日、厚生労働省は図表４−16のように地域医療構想における重点支援区域制度を公表した。その後図表４−17のとおり３回に渡り選定が行われている。事実上の手上げ方式と言える。指摘しておくが、重点区域の病院は必ずしも再検証要請424病院が対象となっているわけではない。

21　地域医療構想と新型コロナウイルス

　地域医療構想と新型コロナウイルスなどの新興感染症への対応についてどのように考えるべきか。筆者は、新興感染症の対応について、地域医療構想と整合する部分が多いと考えている。ECMOや人工呼吸器などを使用した重症患者への治療は、高度急性期病床のある病院を中心に対応する。中等症・軽症の患者は急性期病床や回復期病床を有する病院

図表4－17　選定された重点支援区域

重点支援区域（1回目選定：2020年1月31日） 宮城県：仙南区域（公立刈田綜合病院、みやぎ県南中核病院）、石巻・登米・気仙沼区域（登米市立登米市民病院、登米市立米谷病院、登米市立豊里病院） 滋賀県：湖北区域（市立長浜病院、長浜市立湖北病院、長浜赤十字病院、セフィロト病院） 山口県：柳井区域（周防大島町立大島病院、周防大島町立東和病院、周防大島町立橘病院）、萩区域（萩市立萩市民病院、医療法人医誠会都志見病院） 重点支援区域（2回目選定：2020年8月25日） 北海道：南空知区域（岩見沢市立総合病院、北海道中央労災病院）、南檜山区域（北海道立江差病院、厚沢部町国民健康保険病院、乙部町国民健康保険病院、奥尻町国民健康保険病院、町立上ノ国診療所、上ノ国町立石崎診療所） 新潟県：県央区域（県立燕労災病院、新潟県厚生農業協同組合連合会三条総合病院、県立加茂病院、県立吉田病院、新潟県済生会三条病院） 兵庫県：阪神区域（市立伊丹病院、公立学校共済組合近畿中央病院）（市立川西病院、医療法人協和会協立病院） 岡山県：県南東部区域（玉野市民病院、玉野三井病院） 佐賀県：中部区域（多久市立病院、小城市民病院） 熊本県：天草区域（天草市立牛深市民病院、天草市立栖本病院、天草市立新和病院、天草市立河浦病院） 重点支援区域（3回目選定：2021年1月22日） 山形県：置賜区域（米沢市立病院、三友堂病院、三友堂リハビリテーションセンター） 岐阜県：東濃区域（土岐市立総合病院、岐阜県厚生農業協同組合連合会 東濃中部医療センター 東濃厚生病院）

　を中心に対応する。感染が拡大した時は、療養病床を持つ病院も回復後患者の転院先として患者の受け入れを行う。在宅療養の患者は地域の開業医が訪問診療を行う。地域の医療機関がその役割を明確化し、連携して新型コロナウイルスなどの新興感染症の患者に対応することが重要である。新型コロナウイルスの経験を踏まえ、地域医療構想を通じて新興感染症への対応を議論することが必要と考える。

　2020年の新型コロナウイルスの蔓延により、再検証要請は事実上ストップしている状況にある。2020年6月5日の加藤勝信厚生労働大臣の記者会見において、地域医療構想に関して「2019年度中とされていた見直し期限についても、現在まずは新型コロナウイルス感染症にそれぞれ

の地域においても、医療関係者も全力で取り組んでいただいております
から、当然それを最優先していただくということであります。そうした
状況も見据えながら、時期あるいは進め方についても改めていろいろな
ご意見を聞きながら、整理をしていきたいと思います。」と自治体病院・
公的的病院の再編検討の先送りの考えを明らかにした。

　2020年7月17日に閣議決定された「経済財政運営と改革の基本方針
2020」においては、「感染症への対応の視点も含めて、質が高く効率的
で持続可能な医療提供体制の整備を進めるため、可能な限り早期に工程
の具体化を図る。その際、地域医療構想調整会議における議論の活性化
を図るとともに、データに基づく医療ニーズを踏まえ、都道府県が適切
なガバナンスの下、医療機能の分化・連携を推進する」ことが明記され
ている。

　8月24日、11月5日には、社会保障審議会医療部会が開催され、新型
コロナウイルス感染症への対応を踏まえた今後の医療提供体制について
議論が行われた。8月31日には、各都道府県知事あてに厚生労働省医政
局長の通知「具体的対応方針の再検証等の期限について」が出された。
通知では、「経済財政運営と改革の基本方針2020」を踏まえ、「2019 年
度中（※医療機関の再編統合を伴う場合については、遅くとも 2020年
秋頃まで）」とされた再検証等の期限を含め、地域医療構想に関する取
組の進め方について、これらの議論の状況や地方自治体の意見等を踏ま
え、厚生労働省において改めて整理の上、お示しすることとする」とし
ている。

　2020年10月21日と11月5日、厚生労働省医政局は、地域医療構想に関
するワーキンググループを開催。「新型コロナウイルス感染症を踏まえ
た地域医療構想の考え方について」をテーマに議論がなされた。厚生労
働省は、議論のテーマとして、「平時の入院医療体制を想定した『地域
医療構想』に関し、新興・再興感染症対応の内容を踏まえつつ、今後の
取組についてどのように考えるか」を呈示。具体的な論点として「1.感
染拡大時の受け入れ体制確保についてどのように考えるか、2.公立・公

的医療機関等に対する「具体的対応方針の再検証」などの取組にどのような影響があるか、3.今後の人口構造の変化を踏まえ、どのような工程で議論・取組を進めていくか」に関しての意見を求めている。

　11月5日の会議では、全国自治体病院協議会会長の小熊豊氏は「感染症の対策を立てた病院を作ることを考えなくてはいけない。時間もお金もかかるが、それをしなければ太刀打ちできない。その目処が立たないと、地域の連携や分担も決まらないうちにスピードをもってやろうというのも無理がある」と発言。全日本病院協会副会長の織田正道氏は「病床の議論をしてきたが、ダウンサイジングをするにしても、ゾーニングなどの余裕を持たせる必要がある。マンパワー確保のために重症者を扱うところは、他の病棟を潰すことになる。真摯に調整会議で話すしかない」と発言したという（M3.comレポート2020年11月6日5つの新型コロナ対応事例を基に議論、地域医療構想WG）。

22　2020年12月15日医療計画の見直し等に関する検討会報告書

　2020年12月15日厚生労働省「医療計画の見直し等に関する検討会」は報告書「新型コロナウイルス感染症対応を踏まえた今後の医療提供体制の構築に向けた考え方」を公表する。報告書は、新興感染症等の感染拡大時における体制確保として、新興感染症が詳細（発生時期、感染力等）の予測が困難な中、速やかに対応できるよう予め準備を進めておく点が、災害医療と類似することなどから、医療計画の記載事項に「新興感染症等の感染拡大時における医療」を追加し、いわゆる「5事業（救急医療、災害時における医療、へき地の医療、周産期医療、小児救急医療を含む小児医療）」に追加して「6事業」にすることが示された。

　具体的な記載項目については、図表4−18のように、【平時からの取組】として、感染拡大に対応可能な医療機関・病床等の確保（感染拡大時に活用しやすい病床や転用しやすいスペースの整備）、感染拡大時を想定した専門人材の確保等（感染管理の専門性を有する人材、重症患者に対

図表４－18　医療計画における具体的な記載項目（イメージ）

【平時からの取組】
・感染拡大に対応可能な医療機関・病床等の確保（感染拡大時に活用しやすい病
　床や転用しやすいスペースの整備）
・感染拡大時を想定した専門人材の確保等（感染管理の専門性を有する人材、重
　症患者に対応可能な人材等）
・医療機関における感染防護具等の備蓄
・院内感染対策の徹底、クラスター発生時の対応方針の共有等
【感染拡大時の取組】
・受入候補医療機関
・場所・人材等の確保に向けた考え方
・医療機関の間での連携・役割分担（感染症対応と一般対応の役割分担、医療機
　関間での応援職員派遣等）等

2020年12月15日厚生労働省医療計画の見直し等に関する検討会報告書（概要版）より抜粋

応可能な人材等）、医療機関における感染防護具等の備蓄、院内感染対策の徹底、クラスター発生時の対応方針の共有等が、【感染拡大時の取組】として、受入候補医療機関、場所・人材等の確保に向けた考え方、医療機関の間での連携・役割分担（感染症対応と一般対応の役割分担、医療機関間での応援職員派遣等）等を盛り込むことがイメージされている。

　今後、第８次医療計画（2024年度～2029年度）からの追加を目指し、厚生労働省において、計画の記載内容（施策・取組や数値目標など）について詳細な検討を行い、「基本方針」（大臣告示）や「医療計画作成指針」（局長通知）等の見直しを行った上で、各都道府県で計画策定作業を実施するとされている。

　また、同報告書では、今後の地域医療構想に関する考え方・進め方についての方針も示された。新型コロナウイルスの対応が続く中ではあるが、人口減少・高齢化は着実に進み、医療ニーズの質・量が徐々に変化、マンパワーの制約も一層厳しくなること。各地域において、質の高い効率的な医療提供体制を維持していくためには、医療機能の分化・連携の取組は必要不可欠であること。地域医療構想の背景となる中長期的な状況や見通しは変わっていないことなどを理由として、感染拡大時の短期

的な医療需要には、各都道府県の「医療計画」に基づき機動的に対応することを前提に、地域医療構想については、その基本的な枠組み（病床の必要量の推計・考え方など）を維持しつつ、着実に取組を進めていくとしている。

その上で、地域医療構想の実現に向けた今後の取組として、公立・公的医療機関等において、具体的対応方針の再検証等を踏まえ、着実に議論・取組を実施するとともに、民間医療機関においても、改めて対応方針の策定を進め、地域医療構想調整会議の議論を活性化すること。国による助言や集中的な支援を行う「重点支援区域」を選定し、積極的に支援すること。病床機能再編支援制度について、2021年度以降、消費税財源を充当するための法改正を行い、引き続き支援を行うことなどが示されている。

さらに、地域医療構想の実現に向けた今後の工程として、新型コロナウイルスへの対応の状況に配慮しつつ、都道府県等とも協議を行い、感染状況の推移を見ながら、改めて具体的な工程の設定（再検証対象医療機関における具体的対応方針の再検証、民間医療機関も含めた再検証対象医療機関以外の医療機関における対応方針の策定）について検討するとし、2023年度の第8次医療計画（2024年度〜2029年度）の策定作業が進められることから、2022年度中を目途に地域の議論が進められていることが重要となるとしている。

23　2021年5月成立医療法等の一部を改正する法律案（衆議院委員会参考人意見陳述）

2021年2月2日、内閣は「良質かつ適切な医療を効率的に提供する体制の確保を推進するための医療法等の一部を改正する法律案」を提出した。法律案は、良質かつ適切な医療を効率的に提供する体制の確保を推進する観点から、医療法を始め21の法律等を改正する、いわゆる「束ね法案」となっている。

法律案では、「医師の働き方改革」に関し、医師に対する時間外労働

の上限規制の適用開始（2024年４月）に向け、勤務する医師が長時間労働となる医療機関における医師労働時間短縮計画の作成、地域医療の確保や集中的な研修実施の観点から、やむを得ず高い上限時間を適用する医療機関を都道府県知事が指定する制度の創設、当該医療機関における健康確保措置（面接指導、連続勤務時間制限、勤務間インターバル規制等）の実施等が法律化された。また、「各医療関係職種の専門性の活用」として、医療関係職種（診療放射線技師、臨床検査技師、臨床工学技士、救急救命士）などの業務範囲の見直しがなされている。さらに、前述のとおり、医学生・歯学生に関し、共用試験合格を医師国家試験の受験資格要件とし、同試験に合格した医学生が臨床実習として「医業」を行うことができる旨が明文化されている。

　「地域の実情に応じた医療提供体制の確保」としては、地域の実情に応じた医療提供体制の確保として、医療計画に盛り込む事項について新興感染症の感染拡大時における医療提供体制の確保に関する事項が追加された。さらに、地域医療構想の実現に向けた医療機関の取組の支援として、厚生労働省が2020年度に創設した「病床機能再編支援事業」が地域医療介護総合確保基金に位置づけられた。同事業については、基金により国が全額を負担することとするほか、再編を行う医療機関に対する税制優遇措置を講じられることになった。なお、国が全額措置と掲げられているが、実際は、補助の単価が低く、実際の補助金額はかなり低いものとなっているとも聞いている。加えて、医療機関に対し、医療資源を重点的に活用する外来等について報告を求める外来機能報告制度の創設されることとなった。

　同法案の審議において、2021年３月24日、衆議院厚生労働委員会に呼ばれ、有識者として発言を求められた。意見陳述において、筆者は、今回の法改正は、医師の長時間労働等の状況に鑑み、良質かつ適切な医療を効率的に提供する体制確保のための積極的な法改正と捉えていると発言した。その上で、地域医療構想の実現に向けた医療機関の取組の支援に関して、まず、意見の前提として筆者は自治体病院や公的病院などの

統合再編が必要な場合があるという立場に立つこと。統合・再編して病院の規模を大きくし、研修体制を充実させ、医師や看護師が集まる病院、救急などの対応力を強化することは必要であること。今回、新型コロナウイルスの対応も数多く患者を受け入れたのは400床から500床程度の病床の多い病院であったこと。新型コロナウイルスの経験を踏まえれば、都市部の自治体の病院で統合再編を進めることは合理的と考えることを述べた。

　その一方、2019年9月26日の「地域医療構想に関するワーキンググループ」に示された、2025年の地域医療構想を踏まえた具体的対応方針の再検証要請（424機関、後に436機関）については、全国一律で急性期病院の診療実績下位33％で線をひいたため、へき地の中小病院が数多く対象とされたことなど問題が多いこと。そもそも地域医療構想の議論に感染症に関しては議論がなされていないこと。厚生労働省の調査でも、再検証要請436機関のうち250機関が患者受け入れ可能機関であり、うち191病院が実際に患者を受け入れたこと。新型コロナウイルスの蔓延を踏まえて、再検証要請については凍結し、新たに新興感染症を踏まえた地域医療構想の議論を進めるべきと述べた。

　さらに、病院の統合再編において、資金の補助を受ける場合に再編計画を策定することが必要となるが、実際の統合再編の事例では、現場で働く職員や地域住民の意見が反映されずに、一方的に行政が統合再編を進めている場合があること。このため、職員や地域住民の意見を反映して再編計画が策定されることを要件とすべきであることと発言した。参考人質疑については、衆議院のインターネット審議中継のビデオライブラリで閲覧可能である。https://www.shugiintv.go.jp/jp/index.php?ex=VL&deli_id=51801&media_type=

　法律案は、衆議院、参議院での審議を経て、2021年5月21日に法案は成立し、5月28日に公布された。

24　再検証要請の撤回について

　厚生労働省は、本稿を執筆している2021年６月18日現在、公立・公的病院等436病院の再検証要請について撤回をしていない。しかし、新型コロナウイルスの蔓延を踏まえた地域の医療機関の感染症対応を考えれば、日本国内の全ての医療機関の感染症対応について再確認した上で、地域の病院の統合再編については地域の必要に応じて手上げをしてもらった方がかえって医療体制の整備が進むと考える。

　正直、厚生労働省が再検証要請を撤回しない理由を筆者は理解することができない。行政に失敗があってはいけないし、失敗した時のことを考えたり、議論してはいけないという行政の「無謬性（むびゅうせい）」が原因なのであろうか。

　2021年６月２日の毎日新聞社説「公立病院とコロナ禍　再編方針は見直すべきだ」は、厚生労働省の再検証要請について、「国の再編押しつけは公立病院が担う緊急時の役割を軽視し、コスト偏重に走っていたと言わざるを得ない」と厳しく批判を行い、「ほとぼりが冷めれば、再燃するのではないかとの懸念が地方には根強い。政府はまず、再編リストを白紙に戻すべきだ」と主張している。筆者も毎日新聞社説に同意する。

　筆者は、日ごろ地域医療における「共感」の大切さを訴えている。医療は、人が人に対して行うサービスである。現場で医療を行うスタッフがやる気を持って仕事できるようにしなければ、良い医療は実現できない。意見対立の中で、とにかく「制度」を作り、権力で人に「強制」すれば良いという考えもある。しかし、それは、どこかに矛盾としわ寄せが起きる可能性が高い。隙間を様々な関係者が埋めていかなければ、「制度」は上手く運用できない。隙間を埋めるには、全ての関係者が前向きに行動を行うことが必要である。関係者に「共感」がある方が、積極的な行動を期待できるし、「強制」による「反発」が強すぎると、人々の前向きな行動は期待できない。医療提供体制の見直しが「共感」を生むためには、見直しが地域の医療を守るためのぎりぎりの選択であり、人々

が考え抜いた結果である必要がある。地域の医療（病院）の現状がどのようになっているのか。医師の勤務状況がどのようになっているのか。限られた医師数で、質の高い医療を提供するための最適の方法はどのような方法なのか。丁寧な議論を行うことが必要である。医療提供体制の見直しは時間をかけて議論を続けていくことが大切である。

「過ちては則ち改むるに憚ること勿れ」という言葉がある。厚生労働省が、過去の失敗を認めて、新たな課題に取り組むことが、医療現場の「共感」を生み、わが国のより良い医療体制の確立につながっていくのではとも考える。

コラム3
地域の保健・医療・介護政策と地方分権

○新型コロナウイルス対応における国と都道府県の見解の対立

　今回の新型コロナウイルス感染症の対応で、国と都道府県の新型コロナウイルス感染症への見解が対立した場面が数多く見られた。例えば、2020年4月7日の政府緊急事態宣言発出に際しての国と東京都知事との間の休業要請の対象施設をめぐる見解相違がその一例である。緊急事態宣言発出前日の4月6日、東京都の小池百合子知事は、緊急事態宣言に伴う休業要請の対象施設案を都議会に示した。しかし、国は緊急事態宣言発出と同日の4月7日に、政府の「新型コロナウイルス感染症対策の基本的対処方針」を改定し、要請、指示等を行うにあたっては、都道府県は「国に協議」することとした。その上で、東京都に対して社会的な混乱を避けるため、対象施設案を限定することを求めた。小池知事は4月10日に対象施設を発表することとし、同日に発表をした。

　そもそも、地方自治法第245条の2は、「普通地方公共団体は、そ

の事務の処理に関し、法律又はこれに基づく政令によらなければ、普通地方公共団体に対する国又は都道府県の関与を受け、又は要することとされることはない」とされる。協議を求めることは、新たな関与であり、法律か政令の根拠が必要となる。単なる国の「方針」で関与（協議）を義務づけることは地方自治法違反の可能性が高く、法律的には協議の要請は無視できるものと考える。

　都道府県知事に新型インフルエンザ特別措置法の権限が与えられている以上、地方分権の理念から各都道府県知事の判断に委ねるべきだという考えも成り立つが、緊急時なので国が集権的にコントロールすべきという考え方もある。この２つの対立する考え方をどのように調整すべきか。

　そもそも、新型コロナウイルス感染症の蔓延という緊急事態において、国と都道府県という２つの主体が並立し、政策決定をするという現在の状況がどのようにして作られてきたのかについて議論をしたい。

○そもそも「地方分権」の推進とは

　1993年６月、衆参両院において全会一致で「地方分権の推進に関する決議」が可決された。同年10月の第三次行革審最終答申では、行政改革を一層強力に進めるためには、「規制緩和（官から民へ）」と「地方分権（国から地方へ）」を日本の柱とすることが提言され、地方分権がわが国における最重要の政策課題の一つまで位置が高まる。1994年12月には、「地方分権大綱」が閣議決定され、1995年５月には、国会において「地方分権推進法」が成立する。1996年の地方分権推進委員会中間報告では、①国と地方自治体の関係を現行の上下・主従の関係から新しい対等・協力の関係へと改める。法律制度の面で上下・主従の関係に立たせてきた機関委任事務制度を廃止

に向けて抜本的に改革する。②これまで国の各省庁が包括的な指揮監督権を背景にして地方公共団体に対し行使してきた関与、なかでも事前の権力的な関与を必要最小限度に縮小し、国と地方公共団体の間の調整ルールと手続きを公正・透明なものに改める。③法令に明文の根拠をもたない通達による不透明な関与を排除し、「法律による行政」の原理を徹底することが提示された。1998年５月に「地方分権推進計画」が閣議決定され、1999年７月には国会において「地方分権の推進を図るための関係法律の整備等に関する法律（地方分権一括法）」が成立した

　地方分権一括法において、地方自治体の事務は「自治事務」と「法定受託事務」の２つに整理され、地方自治体が国の下部機関として事務を行う「機関委任事務」は全て廃止されることとなった。国の関与の仕方についても見直され、国の包括的な指揮監督権は廃止され、定型化・ルール化された。また、自治体の事務処理に関する国の立法的な関与である「必置規制」の見直しがなされた。なお、感染症法第65条の２及び新型インフルエンザ特別措置法第74条は同法に基づく都道府県の事務は、法定受託事務として規定されている。

○地方分権一括法と保健・医療・福祉政策への影響

　地方分権一括法は、地域の保健・医療・福祉の体制に対して大きな影響を与えるものであった。地方分権一括法により、「機関委任事務」が全面的に廃止されたが、これはコラム２で述べた、戦後の保健・医療・福祉政策を支えた、厚生省－都道府県－保健所－市町村という政策ネットワークの枠組みを解体することにつながるものであった。そもそも、厚生省は地方自治体と一体となった政策ネットワークを持っていたため、いわゆる地方支分部局（国の出先機関）としては、国立病院・診療所を所掌していた地方医務局と地区麻薬

取締官事務所の２つがあるだけであった。2001年１月の中央省庁再編の際、２つの組織を統合し、新たに地方厚生局が設置され、厚生労働省から移管した医療監視、医薬品・毒劇物等の取締、法人の指導監督、指定医療機関、養成施設の指導監督等の事務、検疫所管理事務の一部及び社会保険事務局から移管した事務を新たに所掌することになった。地方の保健・医療政策について、地方厚生局と都道府県・保健所の２つの政策主体が存在することになった。厚生労働省から見ると、職員定数が抑制されている中で地方厚生局を設置することは人的リソースを分散させる結果となり、現在の職員の激務の要因の一つになっていると考える。

　保健所長は、機関委任事務として、国の法令で直接主務大臣（厚生大臣）から行政事務の処理権限を委任されている事務も数多く存在していた。機関委任事務の廃止で、その事務は自治事務・法定受託事務・厚生省自ら行う事務に整理されることとなった。

　筆者は、地方分権改革の「国と地方自治体の関係を上下・主従の関係から新しい対等・協力の関係へと改める」という理念自体には賛同する。しかし、保健・医療・福祉政策において、政策機能と権限を完全に分離させることは現実的ではないとも考える。例えば、今回の新型コロナウイルス感染症の対応は、国が統一的な制度を作り、地方自治体が地域の実情に合った一定の裁量を持ちながらも基本は統一的に運営するのが効率的であり、成果も高いと考える。効率的で質の高い医療を実現する医療提供体制の整備も同様の構造にあり、地域医療構想も一定の意義があると考えている。

　市川喜崇『日本の中央－地方関係：現代型集権体制の起源と福祉国家』は、「福祉国家における中央－地方関係は、国と自治体が関心と責任を共有する共管領域の拡大」ととらえることができるとし、「機能と責任が必要以上に錯綜するのは好ましくない」とする一方、

原理的に「『共有』を認めず、責任の徹底的な分離を求める」場合、「福祉国家にとって逆行的な帰結をもたらす」と指摘する[i]。

　原理的に国と地方自治体の役割を分けて国の地方自治体への責任と関与を認めない場合、国が保健・医療・福祉政策についての責任を放棄（その最も大きなものは財政責任の放棄）して地方自治体に丸投げすることや、反対に選挙で選ばれた首長が限界を超えて保健・医療・福祉政策予算の削減を行うことに関与ができないという問題を生む。原理主義的な分離論は、新自由主義的な考えと整合を持ちやすく[ii]、保健・医療・福祉政策の縮減を生みやすいと考える。

○国と地方自治体の政策コミュニケーションの必要性

　もっとも、保健・医療・福祉政策に関して集権的な視点も必要とは言っても、国が新自由主義的な財政効率最優先の政策を強行すれば、原理的な地方分権より破壊的な結果を招く危険性がある。2019年9月26日の厚生労働省の地域医療構想に関する公立・公的病院等の再検証要請はその典型と考える。医療費の縮減のために、自治体病院・公的病院等の実名を上げて公表した行為は、その後の新型コロナウイルス感染症の蔓延に対する自治体の対応を考えれば、明らかに間違っていたと考える。新型コロナウイルス感染症対策に対する国の政策も全て合理的というわけではない。地方自治体の意見をよく聴かなければ間違った政策が立案され、実行を強制されることとなる。

　国民の生命・生活を支える保健・医療・福祉政策に関しては、一定の割合、国・地方自治体は共同して責任を負う部分が重なる（国

i　『日本の中央－地方関係』216〜217頁
ii　『日本の中央－地方関係』217頁

の関与が生じる）ことは当然であると考える。現在の国・地方自治体の関係を昔の機関委任事務に戻すということは現実的ではないであろう。現在の法律体系を前提に、原理主義的な地方分権の推進の問題点を意識しつつ、より良い政策形成、合意を行う道を探るべきである。

　何よりも重要なことは、共同して責任を負う部分については、国と地方自治体が良好なコミュニケーションを保ち、政策議論を行うことが必要であろう。政策議論は、国と地方六団体[iii]や各自治体の代表者だけでなく、保健所・市町村保健センター・自治体病院や診療所などの現場機関職員、地方自治体の事務担当者など様々な次元の関係者が議論に参加することが大切と考える。

　地域医療構想に関して指摘するならば、2019日10月４日の第１回会議以降、複数回にわたって開催されている「地域医療確保に関する国と地方の協議の場」は、国と地方自治体がコミュニケーションを取り、共同して政策を展開していく上で貴重な場であると考える。地域医療構想については、厚生労働省の政策立案者が、もっと医療現場の職員のところに入って話しを聴くことが重要と考える。そのためには、国において医療現場に入る余裕を持つだけの職員数を有する必要があると考える。

---

iii　全国知事会・全国市長会・全国町村会・全国都道府県議会議長会・全国市議会議長会・全国町村議会議長会の6団体の総称

第5章
アフターコロナの時代の自治体病院

　本章を校正している2021年8月14日時点において、全国的に感染力の強いデルタ変異種が猛威を振っている。8月13日の国内感染者数は2万人を超えた。新型コロナウイルスの感染抑制に効果的と言われているワクチン接種は、65歳以上の高齢者の大多数は接種を済ませたものの、12～64歳の接種率はまだ低い状況にある。ワクチン接種を済ませていない30～64歳の壮年層がデルタ変異種に感染して、重症化し、医療現場に負荷をかけるという結果を生んでいる。首都圏では、入院待ちの待機患者が大量に発生し、医療崩壊と呼べる状況にある。残念ながら、今後の新型コロナウイルスの感染状況の行方は依然不透明であると言える。

　そのような状況にはあるものの、今回の新型コロナウイルスの蔓延への対応の評価を踏まえ、新興感染症への対応を含め、明日のわが国の医療体制のあり方について議論すべき時になりつつあるとも考える。本章においては、これまでの新型コロナウイルスへの対応を踏まえ、アフターコロナの時代におけるわが国の医療提供体制、そして自治体病院の医療提供体制、経営のあり方について考えたい。

1 アフターコロナの医療政策（経済財政運営と改革の基本方針2021）

　新型コロナウイルスの蔓延を踏まえ、国はわが国の医療政策をどのように考えているのか。2021年6月18日、国は「経済財政運営と改革の基本方針2021」を閣議決定した。

　基本方針では、「第1章新型コロナウイルス感染症の克服とポストコロナの経済社会のビジョン－4．感染症の克服と経済の好循環に向けた取組－(1)感染症に対し強靱で安心できる経済社会の構築」において「感

染症への対応に当たっては、社会経済活動を継続しつつ感染拡大を防止し、重症者・死亡者の発生を可能な限り抑制することを基本に対策を徹底する。感染症対応の医療提供体制を強化し、相談・受診・検査〜療養先調整・移送〜転退院・解除まで一連の対応が目詰まりなく行われ、病床・宿泊療養施設が最大限活用される流れを確保する。緊急時対応をより強力な体制と司令塔の下で推進する。今後、感染が短期間で急増するような事態が生じた場合、昨冬の2倍程度等を想定した患者数に対応可能な体制に緊急的に切り替える（下線は筆者による）。また、感染症患者を受け入れる医療機関に対し、減収への対応を含めた経営上の支援や病床確保・設備整備等のための支援について、診療報酬や補助金・交付金による今後の対応の在り方を検討し、引き続き実施する。都道府県の要請に基づき、公立・公的、民間病院の病床を活用できる仕組みや都道府県を超えて患者に対応できる仕組みを構築する。各地域の病床の効率的な運用を促すため、医療機能に応じた役割分担の徹底や補助も活用した医師等派遣、地域の実情に応じた転院支援等を進める。G－MISにより、重症度別の空床状況や人工呼吸器等の保有・稼働状況、人材募集状況等を一元的に把握し、迅速な患者の受入調整等に活用するほか、地域別や機能別、開設種別の病床稼働率など医療提供体制の進捗管理・見える化を徹底する」としている。

　基本的には、これまでの国の新型コロナウイルス対策の確認であるが、注目すべきは、「今後、感染症が短期間で急増するような事態が生じた場合は、昨冬の2倍程度等を想定した患者数に対応可能な体制に緊急的に切り替えること」としていることである。「昨冬の2倍」が現在の新型コロナウイルスの病床確保策の当面の目標になることが示されている。また、「都道府県を超えて患者に対応できる仕組み」は、今回の変異ウイルスN501Yによる第4波において、重症病床が逼迫し医療崩壊状況に直面した関西地方に対して、関東は感染者数が相対的に少なく、重症病床の受け入れの余地はあったように思われる。国が主導することが必要となり課題も多く存在すると思われるが、都道府県を超えた広域搬

送を検討することは意義がある。

　「第3章　感染症で顕在化した課題等を克服する経済・財政一体改革
－1．経済・財政一体改革の進捗・成果と感染症で顕在化した課題－2．
社会保障改革－(1)　感染症を機に進める新たな仕組みの構築」において
「今般の感染症対応での経験を踏まえ、国内で患者数が次に大幅に増え
たときに備えるため、また、新たな新興感染症の拡大にも対応するため、
平時と緊急時で医療提供体制を迅速かつ柔軟に切り替える仕組みの構築
が不可欠である。このため、症状に応じた感染症患者の受入医療機関の
選定、感染症対応とそれ以外の医療の地域における役割分担の明確化、
医療専門職人材の確保・集約などについて、できるだけ早期に対応する。
あわせて、今般の感染症対応の検証や救急医療・高度医療の確保の観点
も踏まえつつ、地域医療連携推進法人制度の活用等による病院の連携強
化や機能強化・集約化の促進などを通じた将来の医療需要に沿った病床
機能の分化・連携などにより地域医療構想を推進するとともに、かかり
つけ医機能の強化・普及等による医療機関の機能分化・連携の推進、更
なる包括払いの在り方の検討も含めた医療提供体制の改革につながる診
療報酬の見直し」を進めることが示されている。

　基本方針2019で示された、「地域医療構想の実現に向け、全ての公立・
公的医療機関等に係る具体的対応方針について、診療実績データの分析
を行い、具体的対応方針の内容が、民間医療機関では担えない機能に重
点化」するという記述はなくなっている。代わりに「地域医療連携推進
法人制度の活用等による病院の連携強化や機能強化・集約化の促進」に
より地域医療構想を推進するという記述が盛り込まれている。

　さらに「2．社会保障改革－(2)　団塊の世代の後期高齢者入りを見据
えた基盤強化・全世代型社会保障改革」において、「効率的な医療提供
体制の構築や一人当たり医療費の地域差半減に向けて、地域医療構想の
PDCAサイクルの強化や医療費適正化計画の在り方の見直しを行う。具
体的には、前者について、地域医療構想調整会議における協議を促進す
るため、関係行政機関に資料・データ提供等の協力を求めるなど環境整

備を行うとともに、都道府県における提供体制整備の達成状況の公表や
未達成の場合の都道府県の責務の明確化を行う。また、後者について、
都道府県が策定する都道府県医療費適正化計画における医療に要する費
用の見込みについては、定期改訂や制度別区分などの精緻化を図りつつ、
各制度における保険料率設定の医療費見通しや財政運営の見通しとの整
合性の法制的担保を行い、医療費の見込みを医療費が著しく上回る場合
の対応の在り方など都道府県の役割や責務の明確化を行う。また、医療
費の見込みについて、取組指標を踏まえた医療費を目標として代替可能
であることを明確化するとともに、適正な医療を地域に広げるために適
切な課題把握と取組指標の設定や、取組指標を踏まえた医療費の目標設
定を行っている先進的な都道府県の優良事例についての横展開を図る。
都道府県計画において『医療の効率的な提供の推進』に係る目標及び『病
床の機能の分化及び連携の推進』を必須事項とするとともに、都道府県
国保運営方針においても『医療費適正化の取組に関する事項』を必須事
項とすることにより、医療費適正化を推進する」ことが示されている。

　医療費の適正化は、引き続き国の医療政策の重要目標となっている。
2018年12月20日公表の「新経済・財政再生計画改革工程表2018」で示さ
れた「一人当たり医療費の地域差半減」は現時点でも政策目標とされて
いる。ただし、その実現には、改革工程表2018の「公立・公的医療機関
について民間医療機関では担うことができない機能に重点化するよう再
編・統合の議論を進める」ではなく、「地域医療構想のPDCAサイクル
の強化や医療費適正化計画の在り方の見直し」により実現するとされて
いる。また、「都道府県における提供体制整備の達成状況の公表や未達
成の場合の都道府県の責務の明確化」「医療費の見込みを医療費が著し
く上回る場合の対応の在り方など都道府県の役割や責務の明確化」と都
道府県の責務の明確化が強調されている。

　筆者は、国が自治体病院・公的病院が立地することで医療費の抑制効
果があることを理解したとは思えない。しかし、少なくとも今回の新型
コロナウイルスにおける自治体病院・公的病院の貢献により、「民間医

療機関では担うことのできない機能に重点化」し、機能を縮小することの危険性は意識せざるを得なくなったことが、今回の表現につながったのではないかと考える。もっとも、新型コロナウイルスの蔓延が収まれば、「喉元過ぎれば熱さを忘れる」可能性はあると考えている。

2 現時点における新型コロナウイルスの医療体制（緊急的な患者対応方針）

「経済財政運営と改革の基本方針2021」で示されたように、国は、今後感染症が短期間で急増するような事態が生じた場合は、2020年〜2021年の冬の2倍程度等を想定した患者数に対応可能な体制に緊急的に切り替えることを目指している。現時点における新興感染症の患者の急増に対応できる医療体制は、どの程度に達しているのか。

2021年3月24日、厚生労働省は第3波による2回目の緊急事態宣言の解除を踏まえ、都道府県に対して確実に機能する医療提供体制の整備を促す事務連絡を発出した。事務連絡では、都道府県に、一般医療の機能を守りつつ機動的に適切なコロナ医療を提供するための医療提供体制の整備するため、2021年5月中に病床・宿泊療養施設計画を見直すよう求めている。見直しは、2020年夏に行った療養者数の推計を基本としつつ、現在の確保病床以上で見直すこととし、医療機関間の役割分担の徹底、医療従事者確保、後方支援病院確保などにより、実効性のある病床を最大限積み上げることとされた。さらに、計画の見直しに先立ち、感染拡大が短期間で急速に生じる場合に備え、2020年〜2021年の年末年始の1日当たり最大新規感染者数の2倍程度など、感染者数の大幅増を想定した緊急的な患者対応方針・体制の検討を行い、4月中に報告するよう求めた。

厚生労働省が6月17日に公表した都道府県の病床・宿泊療養施設確保計画の見直しのとりまとめでは、最終フェーズにおいて確保病床数が35,196床、確保居室数が38,159床となっており、感染者急増時の緊急的な患者対応方針に基づく対応段階では病床が37,827床、居室が41,260室

の確保が予定されている（https://www.mhlw.go.jp/content/000794303.
pdf）。計画の前提となる1日当たり最大新規感染者数は、約18,000人/日、
1日当たり最大療養者数は約136,000人/日となっている（各都道府県の
推計は2021年4月末日までの1日当たり最大新規感染者数を前提として
いるが、第4波でその後の実績値が上回った7自治体で実績値以上の想
定に修正されている）。

　厚生労働省は、図表5－1のように、計画の見直しに関する都道府県
と協議の際に、これまでの感染症対応を通じて明らかになった5つの課
題と課題解決の方向性を示している。課題1は、「『確保病床』とされ
ていたが、感染が急拡大する中ですぐにはコロナ患者を受け入れられな
い病床が存在すること」で、医療機関との書面合意等により、実効的に
病床を確保することが対応策としてあげられている。課題2は、「医療

図表5－1　病床・宿泊療養施設確保計画見直しにおける課題

医療体制の機能強化（コロナ病床の効率的利用等）

これまでの感染症対応を通じて明らかとなった課題を踏まえ、地域の医療関
係者等と協議の上、対応の見直しを実施。

【課題1】「確保病床」とされていたが、感染が急拡大する中ですぐにはコロナ
患者を受け入れられない病床が存在。
⇒ 医療機関との書面合意等により、実効的に病床を確保

【課題2】医療機関の役割分担が不十分で、病床の効率的な運用が困難な
地域が発生。
⇒ 入院基準の明確化（※）や回復患者の転院先確保など、地域内の医療
機関間の役割分担を徹底
※例：原則入院とする年齢を、感染者増加時は65歳以上から75歳以上に引上げ

【課題3】感染拡大が想定を上回り、入院調整が一時的に困難になるなど医
療提供体制が大幅にひっ迫する地域が発生。
⇒ 感染者急増時の緊急的な対応方針を地域で協議、策定

【課題4】感染拡大時の宿泊療養の活用が十分でない、宿泊・自宅療養の健
康管理体制の取組が地域によって途上の状況。
⇒ 宿泊療養施設の稼働率の向上、宿泊・自宅療養の健康管理体制の強化
（訪問診療・オンライン診療体制の確保、パルスオキシメーターの追加確保等）

【課題5】病床だけではなく、入院調整など、患者対応の各ポイントに目詰ま
りが発生。
⇒ チェックポイント（※）に基づく目詰まりのチェック、感染状況のモニタリン
グを行い、速やかな改善につなげる
※患者フローの目詰まりのチェック（入院先調整中人数、転退院待機患者数等）
一般医療との両立のチェック（救急搬送困難事案件数等）

厚生労働省「各都道府県における医療提供体制の整備（2021年6月17日公表）

機関の役割分担が不十分で、病床の効率的な運用が困難な地域が発生」
することで、入院基準の明確化や回復患者の転院先確保など、地域内の
医療機関間の役割分担を徹底することが対応策となっている。課題3は、
「感染拡大が想定を上回り、入院調整が一時的に困難になるなど医療提
供体制が大幅にひっ迫する地域が発生」することで、感染者急増時の緊
急的な対応方針を地域で協議、策定することが対応策としている。さら
に課題4として「感染拡大時の宿泊療養の活用が十分でない、宿泊・自
宅療養の健康管理体制の取組が地域によって途上の状況」、課題5とし
て「病床だけでなく、入院調整など、患者対応の各ポイントに目詰まり
が発生」していることが指摘されている。

　厚生労働省のHP「感染拡大防止と医療提供体制の整備」の「病床・
宿泊療養施設確保計画」（https://www.mhlw.go.jp/stf/covid-19/
kansenkakudaiboushi-iryouteikyou.html）には、「病床・宿泊療養施設
確保計画（2021年6月17日掲載）」及び「各都道府県における医療提供
体制の整備（緊急的な患者対応方針）（2021年5月21日掲載）」における
各都道府県別の個票が公表されている。個票を読むと各自治体の新型コ
ロナウイルスへの対応の現状が分かるものとなっている。

　2020～2021年の年末年始の1日当たり最大新規感染者数の2倍程度
を想定した都道府県の病床・宿泊療養施設の確保計画であったが、第5
波においては、感染力の強いデルタ変異種の蔓延により、東京都など首
都圏において入院の受け入れ体制が逼迫する結果が生じた。今後、地方
においても、医療提供能力の弱い地方においてデルタ変異種が蔓延し、
医療提供体制が崩壊する危険性がある。全国において大多数の高齢者が
ワクチン接種を済ませた後においての病床の逼迫は、国や都道府県にお
いても予想を超えるものであった。言い換えれば、高齢者のワクチン接
種が進んでいなければ、さらに多くの感染者・重症者が生じたであろう。
第5波は、予想を超えて感染者が拡大する新興感染症の怖さと、現在の
医療提供体制を前提とした国・都道府県の病床確保の限界を教えるもの
となった。

　とは言え、新型コロナウイルスの蔓延が終息した後は、今回の経験を踏まえ、新たな新興感染症に対する医療提供体制を再構築していく以外にはない。再構築に当たっては、今回の都道府県の病床・宿泊療養施設確保計画の見直し及び第5波以降の新型コロナウイルス感染症への追加対応が、当面の新興感染症に対する医療提供体制の到達水準であり、今後の地域医療計画・地域医療構想における新興感染症に関する議論の前提となる。

　病床・宿泊療養施設の確保計画における各都道府県の個票は、各自治体における新興感染症に対する医療提供体制の整備の議論に参考になると考える。同等の規模、立地条件の自治体と比較することで、わが自治体は何が強みなのか、何が足りないかが分かる。都道府県担当者だけでなく、地方議会議員、医療関係者が個票を読むことで、地域の新興感染症に対する政策の議論が深まるものと考える。

3　どのように新興感染症の医療体制や病床を確保していくのか

　それでは、新型コロナウイルスの終息後、今後発生することが予想される新興感染症に関して、どのように医療体制や病床を確保していくべきか。まず、前提となるのは、新興感染症に対する対応策について、特効薬のような解決策はないことである。例えば、民間病院を大幅に減らして国立病院や自治体病院を増やすというのは現実的でない。それぞれの国の医療提供体制は、歴史の積み上げにより確立されてきたもので、簡単に変更できるものではない。今回の新型コロナウイルスの蔓延を踏まえて、より良い医療体制の確立のため、少しずつ修正していくしかないと考える。医療体制の変革は漸進的に進めるのが現実的であり、成果も出ると考える。

　新型コロナウイルスの終息後の新興感染症の医療体制整備や病床確保は、地域医療計画、地域医療構想に基づいて整備されていくことになる。5月28日に公布された医療法等の一部を改正する法律案により、第8次

医療計画（2024年度〜2029年度）における記載事項に「新興感染症等の感染拡大時における医療」が追加されることが法的にも位置づけられた。新興感染症については、都道府県医療審議会の下に、5疾病6事業・在宅医療ごとに「作業部会」、圏域ごとに「圏域連携会議」が設置され、さらには地域医療構想調整会議において、関係者が互いに情報を共有し、議論がなされると思われる。

　前述のように、新型コロナウイルスの蔓延前の感染症指定医療機関は、医療機関、病床数も少なく、地理的偏在もあった。個室や陰圧対応も不十分であり、感染症専門医（そもそも数が少ない）や感染管理認定看護師（地方の病院では不在の病院も多い）など人的配置が不十分な病院も多かった。感染防止対策加算さえ取得できていない病院もあった。

　このような状況の中で、厚生労働省から示される方針を踏まえて、地域の新興感染症等の感染拡大時における医療のあり方が検討されることになる。新興感染症等に対応する医療機関の選定とその体制整備については、恐らく病院の統合・再編とは別の難しさがあると思われる。地域において不足する医療体制を整備するには、病院施設の整備（施設によっては病院の建替えや大規模改修が必要）や医療人材の確保（余裕のある体制には当然費用がかかる）が必要となる。その上で、新たな未知の新興感染症が蔓延した時に率先して患者を受けることが義務づけられる。最初に未知の新興感染症に対応することは、医療技術的な難しさに加え、当初は収入減などの経営赤字が確実である。

　今回の新型コロナウイルスのように国からの財政支援が手厚ければ手を上げる医療機関も多いであろう。しかし、アフターコロナの平時において、果たしてどれだけの財政支援が期待できるのか不透明である。感染症対策に対しての財政支援制度が手厚い場合、それは社会保障財源とは別に支出されるのか。平時において社会保障財源とは別に措置されるとは思われない。財務省はそう甘くはない。財政支援制度は非常に「渋い」ものとなる可能性が高いと考えている。

　新型コロナウイルスが終息した後において、新興感染症の対応につい

て医療機関が簡単に引き受けるにはハードルが高い。極端なことを言うならば「罰ゲーム」のようなものになると思われる。新型コロナウイルスの蔓延前の感染症指定医療機関においてもそのような傾向があり、嫌がる自治体病院や首長を都道府県の担当者が頼んで指定を引き受けてもらった例も少なくない。

　恐らく、国立、自治体立、公的病院に加えて、体力のある民間病院が引き受けると思われる。その中で、自治体病院は国の財源に加えて地方財源での支援も期待でき、自治体病院の責務として地域の社会問題に率先して対応する使命ということから積極的に新興感染症対策の役割を担うべきである。

　今回の新型コロナウイルスの経験を踏まえれば、それは、病院職員にとって本当に危険でつらいことであり、場合によっては命を落とすこともある。筆者は「○○にやらせれば良い」などと軽く発言すべきではないと感じる。病院で働く人たちはゲームのコマではない、それぞれに人生があり、家族があり、生活がある。病院職員の人生や生活を見ずに自分勝手な発言をすることはできない。それでも、新興感染症の対応は誰かがやらなければならない。自治体病院そして病院に勤務する人たちへの心からの敬意をもって、新興感染症への対応を行うことを期待するしかない。

4　アフターコロナの地域社会とは－本格的少子高齢社会の到来

　新型コロナウイルスの蔓延が収まった後、地域や自治体病院はどのような時代の状況に直面するのであろうか。これから地方自治体が直面することが確実なのが「本格的」少子高齢化である。「本格的」は筆者が作った言葉である。図表5－2は、国立社会保障・人口問題研究所が作成した2025年の男女別5歳階層別の人口ピラミッドのグラフである。わが国の年齢別の人口構成で大きな割合を占めている1947年〜1949年に生まれ（第1次ベビーブーム世代）が、2025年には全員75歳以上の後期高齢

図表5－2　わが国の2025年の人口ピラミッド

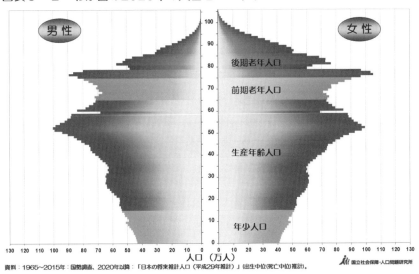

資料：1965～2015年：国勢調査、2020年以降：「日本の将来推計人口（平成29年推計）」(出生中位(死亡中位)推計)。

国立社会保障・人口問題研究所「日本の将来推計人口（平成29年推計）出生・死亡中位推計

者となる。後期高齢者になると加齢により医療を受ける機会が多くなり、介護の必要な人も増えくる。医療・介護の需要は確実に増える。高齢化による医療現場への影響は、少しずつ大きくなってきている。図表5－3は、総務省消防庁の年齢区分別の搬送人員数と構成比の推移のグラフである。1999年から2019年の20年で221.9万人増加しており、増加のほとんどが高齢者であることが分かる。今後も高齢者の増加により、救急車の搬送人員は増加することが確実である。

　その一方、医療や介護の担い手となる若年層の人口はこれから減少の一途をたどる。図表5－4は、平成（1989年）に入ってからの18歳人口の推移のグラフである。1992年の205万人をピークに2009年の124万人まで大幅に減少した。その後10年間は120万人前後で推移するが、2017年の120万人を最後に再び減り始め、2031年には99万人まで減少する。2020年の出生数は87万人であり、90万人を割ることになる。爆発的な後期高齢者の増加や若年人口の減少により、絶対的に医師・看護師・介護

図表５－３　年齢区分別の搬送人員数と５年ごとの構成比の推移

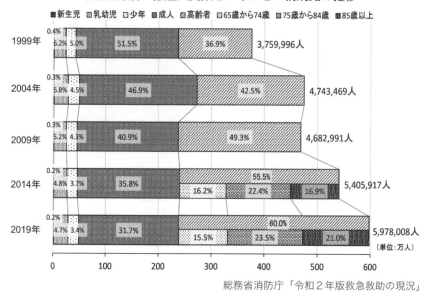

総務省消防庁「令和２年版救急救助の現況」

図表５－４　18歳人口の推移

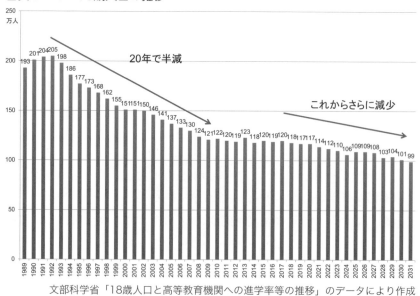

文部科学省「18歳人口と高等教育機関への進学率等の推移」のデータにより作成

士などの医療介護人材が不足することが確実である。これからの地方自治体の最重要課題の一つは、地域に必要な医療介護人材をいかに集めるかである。新型コロナウイルスによる地域の医療体制の逼迫は、将来の本格的少子高齢化による医療体制の逼迫を前倒しで現実化させたものであるとも考える。

5　本格的少子高齢化と新型コロナウイルスの蔓延を踏まえたこれからの自治体病院

　本格的少子高齢化と新型コロナウイルスの蔓延を踏まえたこれからの自治体病院はどうあるべきか。何よりも病院で働く人がやる気を持って働ける職場であることが必要と考える。新型コロナウイルスへの対応についてボトルネックになったのは、医師や看護師などのマンパワーであった。物質的な面に関しては、いざとなると病床はプレハブでも確保することができる。人手がいなければ新型コロナウイルスなどの新興感染症に対応できない。非常時への対応の観点からある程度の余裕を持った人員配置が必要となる。そして、余裕として確保した人員を、質の高い医療を提供するために投入していくべきと考える。地方の中小規模の病院では、研修に派遣する人材の余裕がなく、感染管理認定看護師が不在なだけでなく、人がいないこともあって感染防止対策加算取得のための組織体制が構築できていない病院も少なくない。

　まさしく「貧すれば鈍する」である。病院という看板を掲げる以上、感染管理の体制を構築することは必須であると考える。さらに言えば、医師数の少ない地方の病院では、認定看護師や特定行為に係る研修の受講済みの看護師を増やし、専門性を高めて医師の仕事を補完し、病院の医療の質を高めるという視点があってよい。看護師などの人員を配置し、高い入院基本料や診療報酬加算を取得し、医業収益を向上させるという視点もある。現在の診療報酬体系のもとでは、医療スタッフを増やして医療提供の質を上げることが経営改善の王道なのである。しかし、かなりの自治体病院において自治体本体の人事担当課の不勉強で、機械的な

職員定数に固執し、医療現場に対してぎりぎりの人数での運営を強いている自治体も多い。弾力的な職員定数による職員採用が必要と考える。

　なお、第6章では具体的なケースを元に、いかに人事担当課の不勉強が自治体病院の医療現場を荒廃させ、崩壊に導いているかについて分析を行っている。

6　病院の統合再編と病院間の連携

　筆者は、今回のわが国の医療機関の新型コロナウイルス感染症への対応を踏まえれば、自治体病院や公的病院に関して、現状のままで良いとは思わない。新型コロナウイルスの患者を受け入れたのは400〜500床以上の病院が中心であった。感染症専門医、呼吸器内科医の数や医師の集約化のメリットを考えれば、自治体・公的病院を統合再編して機能向上を図ることは必要であると考える。特に、新型コロナウイルスのような新興感染症の患者が発生しやすい都市部の病院において統合再編による規模拡大が必要と考える。

　さらに、筆者も陥っていた思考であるが、中規模病院を統合して拠点病院を作れば終わりと考えやすい。今回の場合、拠点病院が感染により機能不全を起こした例が多数あった。拠点病院の一極集中ではなく、複数の拠点病院の整備が必要と考える。さらに今回、中等症や軽症の感染患者の入院の受け入れ体制が問題となった。拠点病院の周辺の病院の感染症対応を充実することの必要性を感じている。新興感染症への対応の整った医療機関が連携することが重要と考える。

7　厚生労働省「病床機能再編支援事業」

　2021年5月に成立した「良質かつ適切な医療を効率的に提供する体制の確保を推進するための医療法等の一部を改正する法律」は、2020年度に予算事業として措置された「病床機能再編支援事業」を、法律として

地域医療介護総合確保基金の中に新たに位置付けることとなった。同年
5月28日に厚生労働省医政局地域医療計画課は、「令和3年度『病床機
能再編支援事業』の事業募集について」の通知を行った。事業は地域医
療構想の実現に向けた取組を支援することを目的に、「単独支援給付金
支給事業」「統合支援給付金支給事業」「債務整理支援給付金支給事業」
の3つの給付金支給制度からなる。給付金の支給は、地域医療構想調整
会議での了解が前提となる。通知では、支給対象は公立・公的病院に限
られていない。

　補助単価は、1床1,140千円（病床稼働率50％未満）～2,280千円（病
床稼働率90％以上）であり、厚生労働省の統合再編の重点支援区域は、
算定金額に1.5を乗じた金額が上乗せされる。

　事業に要する経費は全額国庫負担とされており、手厚いように見える
が、病床利用率60％（単価1,596千円）で病院の統廃合をして病床数100
床を削減しても、約1.59億円。重点支援区域の指定を受ければ約2.39億
円程度の補助となる。

　しかし、都市部の複数の自治体病院の統合再編で病院の新築を伴う場
合、500床であれば最低でも250億円から300億円程度の整備費が必要と
なる。新型コロナウイルス対応の必要性が高い都市部の自治体病院・公
的病院などの統合再編を促進するには、給付金の支給額は少ないように
思われる。

　かつて自治体病院などの統合再編が進む契機となった地域医療再生基
金においては、当時補助制度が存在した耐震化補助と組み合わせると助
成総額が20億円～30億円に達するケースもあった。統合再編後の病院
経営を考えれば助成額が大きいことは、統合再編を進めるインセンティ
ブとなる。都市部の自治体病院の統合再編を進めるために、「病床機能
再編支援事業」の補助単価の大幅な増額が必要であると考える。

8　古い病院建物の建替え、個室対応

　病院の建物も古い建物では、感染症に対して十分対応できない。ローコストを意識しつつ、個室化、陰圧対応、感染症外来設置、動線の考慮など、感染症に対応した病院とすべきである。感染症の対応を考える場合、病院の改修では限界がある。建替えが可能なら移転新築することを検討すべきと考える。

　その際、筆者が特に指摘したいのが個室化である。個室のメリットは、インフルエンザなどの感染症に対応できる、男女関係なく入院可能、認知症の患者の対応もしやすい。そして何よりも団塊の世代以降の世代は、質の高い療養環境に対する志向が強く、個室化はその志向に応えることができる。

　これまで、自治体病院は個室料を取れるのが3割までなので、個室率は30％を上限とする思考を持ちやすかった。個室率を高めれば床面積が増え、建設費が増加する問題もあった。しかし、個室を増やすことで病床の稼働率を高め、収益を上げるという発想もあって良いと考える。

　地方の中小病院では、建物の老朽化が原因で医師や看護士が勤務せず、患者も他の医療機関に流出し、収益の悪化に苦しんでいるところが多い。病院の先行きが不透明なことから建替えを行うのをためらい縮小の道を歩んでいる場合もある。老朽化している病院では若い医師や看護師は勤務しない。過疎債が使えれば過疎債を組み合わせて、ローコストで病院を建築するという発想もあって良いと考える。その際、病床数については、現在の病床利用率が低い場合、一定程度病床を削減して個室化（できれば全室個室）と医療提供能力の向上を図るべきと考える。

　今回、病院の老朽化と職員の不足で新型コロナウイルスの患者を十分受けることができなかった病院も、次の新興感染症の蔓延に対して、病院の建替えなどにより感染症対応とし、職員の増員により医療提供の質を高め、新たな新興感染症の入院患者を受け入れられる体制をつくるべきである。

9　医療者と住民（患者）のコミュニケーションの断絶

　今回の新型コロナウイルスの蔓延の問題点の一つとして、社会や人々の分断が広がったことがある。新型コロナウイルスに対する科学的知見の不足、それがゆえの見解の相違の発生、病床確保や検査受け入れ体制の遅れ、マスクなどの必要物資の不足、国や地方自治体のお役所体質、政治の迷走など社会が混乱する中で、人々は目に見えぬウイルスへの恐怖や終わりの見えない自粛にいらだち、誰かを攻撃せざるを得ない心理状態に追い込まれた。正直、筆者も何回もそのような気持ちに陥ったことがある。

　人々が気持ちの余裕を失う中で、本来自分の命を守っているはずの医療関係者等に対する差別や攻撃が起きている。2020年4月29日の産経新聞は「コロナ専門化の大阪・十三市民病院　職員に『バス乗るな』…退職者も」という見出しで、5月22日に新型コロナウイルスの専門病院となるべく準備を進めている大阪市立十三市民病院の職員への偏見や差別が起きていることを報道している。記事では「『コロナがうつるから乗るな！扉を閉めてくれ』コロナ専門病院になることが決まった数日後。十三市民病院前のバス停で、病院職員がバスに乗車しようとすると、中にいた乗客がそう叫んだという」「以前は病院の中まで運ばれていた荷物も、今は『入り口まで取りに来てほしい』と言われることも。専門病院となることが決まった当初、清掃業者は一時撤退を検討していたといい『病院のシーツや入院着を看護師が洗濯することになるのでは、と不安が広がった』という。『院内の窮状を会員制交流サイト（SNS）で訴えることは禁止されている。差別を受け精神的に限界の人もいる』。今月末での退職を選んだ職員も複数いる」という状況が報道されている。職員の家族への差別、子どもへの差別も起き、多くの医療職員が差別に苦しんでいる。多くの人たちは病院職員の感謝の気持ちを表し、実際に病院への差し入れが相次ぐなどの動きもある。しかしかなりの数の人たちが気持ちの余裕を持てず、自分たちの命を守ってくれる人たちへの差

別や攻撃を行っているのが現実である。

　かつて筆者は、2007年12月に出版した「まちの病院がなくなる！？」で、医師不足、医療崩壊の要因の一つとして、医師などの医療者と住民（患者）のコミュニケーションの断絶があり、「全国的に見て、自分のことしか考えず、医師に対して無礼な行動や発言をする人の数が増えてきており、その態度は非常に悪化してきている。そのような行動は、確実に医師を萎縮させ、やる気を失わせている（同書61頁）」と指摘した。その後、医師不足が一層深刻となり、兵庫県の「県立柏原病院の小児科を守る会」など地域の医療を守る住民の会の活動に注目が集まるなど、医療現場で働く医療者への理解は少しずつ進みつつあると考えていた。しかし、新型コロナウイルスの蔓延は、医療者と住民（患者）の断絶を顕在化させた。新型コロナウイルスの蔓延が収まれば、断絶は表面的には薄れてくるものと考える。しかし、新しい新興感染症が蔓延した場合や本格的少子高齢化の進展による医療提供体制の綻びが顕在化した時、再び医療者と住民（患者）の断絶が深刻になる可能性が強い。

　医療者と住民の断絶を埋めていくためには何が必要か。何よりも医療者と住民の距離を縮めることが必要と考える。今もまだ住民（患者）からみれば医療・病院の敷居は高いので、医療者からのコミュニケーションは重要と考える。その際注意すべきは、医療者と住民の関係性である。住民（患者）は、医療を消費する「お客様」ではなく、医療者と共に地域医療を作っていく「当事者」である。「お客様」は、医療者の事情を考えず、医療者に対して100％のサービスを要求しやすい。「当事者」であれば、医療者の限界や悩みを共有し、現状を踏まえたより良い医療を共に作っていくという意識を持つことが重要である。さらに言えば、一部の人の理不尽な医療者への攻撃には、社会全体で医療者への攻撃を許さない、医療者を守るという意識が求められる。

　自治体病院は、地域によって作られた病院であり、住民と共に歩んでいくことに存在の意義がある。自治体病院が率先して病院の現状を地域に訴え、コミュニケーションを図っていくことが必要である。

10　試練の時代を迎えるわが国の医療

　新型コロナウイルス感染症は、わが国の医療機関に関する課題を浮か
び上がらせたと言える。これまで述べてきたが、新型コロナウイルス感
染症の後も、新しく新興感染症が蔓延する可能性は高い。さらに、本格
的な少子高齢化の到来は、新型コロナウイルス感染症以上の混乱を医療
現場にもたらす可能性があると考える。新型コロナウイルス感染症の蔓
延の経験を踏まえ、これからのわが国の医療体制のあり方を考えるべき
である。危機的な状況は人や組織、そして社会を強くするチャンスでも
ある。危機に直面するから、人は知恵が出るし、汗をかいて動くことに
なる。新型コロナウイルスがわが国の医療をそして社会をより良いもの
にしていく契機となると信じている。筆者もわが国の医療が少しでも良
くなるように、できることを着実に行っていきたい。

コラム4
保健所に対する行政改革と保健所の必置規制の議論

○「地域保健法」改称を契機とする保健所の統合・再編
　戦後、住民の健康を守ってきた保健所であるが、平成に入っての
新自由主義的な行政改革の流れの中で、統合・再編、職員・予算削
減の対象となっていく。1994年に「保健所法」が全面改正され、「地
域保健法」と改称される。同法によって、保健所の統廃合など、公
衆衛生政策全般の見直しが始まる。1994年の法改正では、保健所へ
の国の財政支援が、定率補助方式から人口・面積等を基礎にする交
付金方式に変えられた。保健所を設置することで定率の補助を受け
られたのが、人口・面積で金額の決まっている交付金制度となるこ
とで地方自治体は保健所の統合・再編に強いインセンティブを持つ

こととなる。都道府県・政令指定都市において、1996年に三重県で始まった事務事業評価を契機とした行政評価の動きの中で、保健所は、統合・再編された上に、職員定数や予算も抑制されていく。その結果、保健所の数は、図表コー２の保健所総数のように大きく減少していく。図表コー３は、設置主体別保健所数の推移（都道府県以外）であるが、政令指定都市・特別区・その他政令市は、統合・再編により、大きく数を減らす一方、新たに保健所設置が認められた中核市は、その数を増やしている。

　新興感染症については、2002年にSARS、2009年に新型インフルエンザ、2012年にMERSが世界的に蔓延したものの、わが国においては新型インフルエンザが一部の自治体で広がったものの全国的に深刻な被害をもたらすものではなかった。2012年５月に新型インフルエンザ等対策特別措置法が施行されたものの、人員の充実など保健所の体制強化をはかられることはなかった。

図表コー２　保健所総数の推移　　　　単位：所

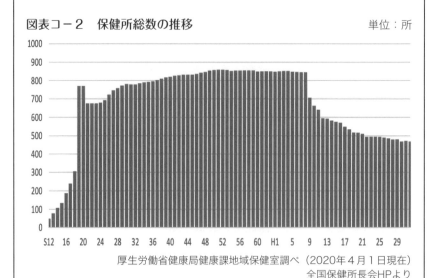

厚生労働省健康局健康課地域保健室調べ（2020年４月１日現在）
全国保健所長会HPより

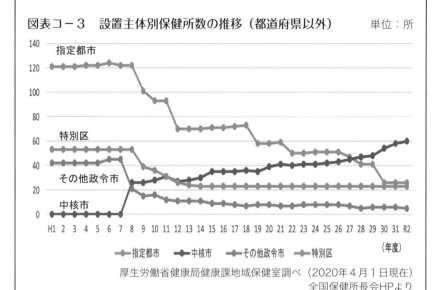

図表コ－3　設置主体別保健所数の推移（都道府県以外）　　単位：所

厚生労働省健康局健康課地域保健室調べ（2020年4月1日現在）
全国保健所長会HPより

○地方分権改革と保健所

　コラム3でも述べた、地方分権改革における保健・医療分野における国の関与について最も問題となったのが「保健所の必置規制」と「保健所長の医師資格規制」の見直しであった。地方分権推進委員会は、1996年3月の中間報告において、必置規制の例として、保健所・福祉事務所・児童事務所などをあげ、「必置規制の問題は、地方公共団体の自主組織権の問題である。すなわち、どのような職員をいかなる組織編成の下でどのように配置するかということは、地方自治の本旨にかかわる問題であり、この自主組織権を国が制約することは、例えば、全国的に一定の水準を確保すること等が必要であり、他の代替手段をもってしては達成し得ない場合など、特別な場合に限られるべき」と指摘。「見直しにより、社会的弱者に対する福祉サービス等の行政水準の低下をもたらすことのないようにすること、既存の職に従事している人の見直し後の処遇に配慮する

ことなどに留意」することを前提に、「国の縦割り行政の弊害を是正し、地方公共団体が地域の総合的な経営主体として、多様な資源（職員、組織、資金等）を柔軟に組み合わせることで、地域の実情に則した自主的かつ責任ある行政を展開できるようになれば、住民へのサービスが向上することになる。このためには、必置規制の思い切った見直しを行う必要がある」と提言した。また、「事務の遂行のために一定の資格・職名を義務付けているもののうち、例えば、保健所長の医師資格、図書館長の司書資格等、当該資格規制がなくても事務の遂行に支障がないと思われるものは見直しを図ることとする」とし、保健所長の医師資格についても見直しを提案した[i]。

○「保健所の必置規制」と「保健所長の医師資格規制」の見直し提案に対する批判

「保健所の必置規制」と「保健所長の医師資格規制」の見直し提案に対して、1996年4月17日に、全国保健所長会会長が地方分権推進委員会委員長へ「保健所の諸問題に関する要望書」を提出、保健所長の医師資格要件が廃止されないよう要望を行う[ii]。また、日本公衆衛生学会、衛生学・公衆衛生学教育協議会、日本医師会など数多くの団体が反対を表明する。

国際化が進む中での今回の新型コロナウイルスなどの新興感染症の発生、O-157などによる死亡の危険のある食中毒事件の頻発、有害食品の流通、さらには阪神淡路大震災・東日本大震災のような大規模災害の発生など、住民の生命と健康を脅かす問題が次々と起きている。住民の生活を守るため、保健所と市町村保健センターが

---

i　第2章国と地方の新しい関係VI必置規制
ii　秋田中央保健所長伊藤善信『全国保健所長会60周年記念シンポジウム　地域保健法施行10年の軌跡とこれからの展望〜全国保健所長会の立場から』

厚生省や研究機関と連携し、全国的なネットワークによるサーベイランスシステム、感染症の発生に対する防疫体制の確立は、国民の生活の安全を守るために必須のものである[iii]。さらに、高齢化が進む中で地域の医療・福祉機関の間の連携が求められ、また、地方における医師不足が深刻化する状況において、地域の医療政策の調整役としての保健所や医師資格を持つ保健所長が果たすことの役割は大きい。全国の保健所長で構成する「全国保健所長会」や保健所長や保健所関係者が多数参加する「日本公衆衛生学会」など人的ネットワークの意義も大きい。

「保健所の必置規制」を廃止すれば、自治体によっては財政上の理由から保健所の廃止を行い、全国的なネットワークが崩れる可能性もある。新型コロナウイルスなどの感染症に対する対策において地域的な空白は許されず、空白地域の住民のみならず、他地域の住民の生命を脅かすことにつながる。

「保健所長の医師資格規制」に関しても、公衆衛生関係者は、単に医師の既得権を守るために反対したのではなく、「医師の資格規制」を廃止することによって「誰でも保健所長になれる」可能性を危惧して反対をした[iv]。医師に代わって仕事を行う保健所長が、どのような知識や経験・能力を備えていることが必要か決まっていないうちに、資格規制を廃止すれば公衆衛生の知識のない事務職員が保健所長になる可能性が存在した[v]。実際、当時（現在もであるが）、保健所長を希望する医師は少なく、各都道府県は保健所長の雇用に

---

iii　日本学術会議第7部地域医学研究連絡委員会（1997）『保健所をめぐる規制廃止について』108頁
iv　『保健所をめぐる規制廃止について』108頁
v　その一方、筆者は6年間の歯科医学教育を受けている歯科医師については、保健所長の資格要件の拡大を検討することについては、否定するものではない。

苦労している。1人の医師が複数の保健所長を兼ねることも多い。さらに、行政組織内での保健所・医師の保健所長が果たしている役割への不理解、医師を含めた専門職への評価の低さを考えれば、経費節減や事務職ポストの確保の観点から、公衆衛生知識のない事務職保健所長が誕生する可能性は否定できなかった。中間報告の「当該資格規制がなくても事務の遂行に支障がない」という表現は、保健所・保健所長の仕事や戦前から築きあげてきた保健・医療システムに対する理解を欠いた表現であり、それだけに公衆衛生関係者の抵抗は激しかった。

　最終的に、地域保健法第5条の「保健所の必置規制」は存続され、「保健所長の医師資格規制」は、2004（平成16）年3月31日の「保健所長の職務の在り方に関する検討会報告書」を踏まえ、厚生労働省は、同年4月23日に「保健所長の医師資格要件に関する見直し方針」を示し、地域保健法施行令を改正し、「公衆衛生医師の養成及び確保に積極的に取り組むが、そのような努力を行っても公衆衛生に精通した適切な医師が確保できない場合には、以下の条件の下、例外的措置として、医師以外の者を保健所長とすることを可能[vi]」とする方針を示した。

　恐らく、今回の新型コロナウイルス感染症の対応は、無資格者の事務職保健所長では乗り切れなかったであろう。現場の実情を考えない、原理的な理念を推進することは、一歩間違うと現場に破壊的な結果を招く危険性があることを教えてくれる。

[vi]　医師以外の者は①公衆衛生行政に必要な医学的専門知識に関し医師と同等またはそれ以上の知識を有する技術吏員、②一定期間以上の公衆衛生の実務経験、③一定の養成訓練の課程を修了することが必要で、地方公共団体が医師確保に努力したにもかかわらず確保が出来ない場合に例外（期間は概ね2年程度、医師を保健所に必置する）として認められることとなった。

　そもそも、わが国には、明治政府の「文官任用令」以来の文官優位、技官軽視の文化が地方自治体に根強く残っている。文官優位・技官軽視の文化は、財政優先・現場軽視の組織文化にもつながっている。地方自治体のこのような文化が「保健所長の医師資格規制」の議論にも反映しているとも考える。現場を守る組織内分権の視点で必置規制を捉えることも必要と考える。

　地方自治体の技官軽視・現場軽視の文化は、自治体病院の医療現場に対する自治体本体の無理解にもつながっている。保健所長の医師資格制は守られたものの、保健所や衛生研究所に対しての事務職の理解は少なく、人員や予算の削減が続いたことから、今回の新型コロナウイルス感染症への行政対応の混乱につながったものと考える。

第6章
アフターコロナの時代の中小自治体病院再生
―三豊市立永康病院のケース

1 アフターコロナの時代の自治体病院再生

　新型コロナウイルスの経験を踏まえれば、感染症対策の最前線となる自治体病院は、老朽化した病院建物を建て替え、感染症に対応できるスタッフを揃えることが重要となる。しかし、現実は簡単ではない。地方の自治体病院で病院建物が老朽化しているものの建替えに躊躇している病院は少なくない。医療人材が不足し、感染管理認定看護師が不在だったり、感染防止対策加算の取得もできていない。スタッフの数も能力も不足し、新興感染症の患者の受け入れが難しい地方の中小自治体も多い。病院自体が病院間の競争に負け、病院収益を悪化させ、病院自体が縮小均衡、最終的には消滅のサイクルに入っている病院も多い。

　本章は、アフターコロナの時代における中小自治体病院の再生を考える上でのケーススタディとして、筆者が病院再建に協力している香川県三豊市の市立永康病院のケースを紹介する。筆者オリジナルの病院建築や病院再生の方法は、地方自治体や自治体職員にとっての「常識」と全く異なるものであり、正直、違和感を感じる読者も多いと思われる。しかし、何回も自治体病院再生の現場に入った筆者から見れば、地方自治体や自治体職員にとっての「常識」こそ時代遅れで、かえって地域医療を破壊するものであると強く感じている。極論だらけの病院再生手法であるが、アフターコロナの時代を踏まえて地方の中小自治体病院をどのように再生していくか、参考になる部分もあると考えている。

2　老朽化する病院建物

　香川県三豊市は、県の西部にある市で人口は約6万2,000人。2006年1月に旧三豊郡の7町（高瀬・山本・三野・豊中・詫間・仁尾・財田）が合併して成立した市である。県内では高松市、丸亀市に次いで、3番目に人口の多い自治体である。

　三豊市は、2つの市立病院を経営していた。一つは市立永康病院（当時199床：一般92、療養48、精神59、現在は総病床数157床、一般50床、療養48床、精神59床）で、瀬戸内海沿いにある旧詫間町が1949年に旧海軍兵舎を利用して町立病院として診療を開始し、1961年に現在の位置に移転、合併により三豊市立の病院となった。後述のとおり、過去に建築された建物の老朽化が激しく、耐震性に問題を生じている。最近では医師の退職が相次ぎ、入院・外来患者は大幅に減少し、厳しい経営状況にある。

　もう一つは、市立西香川病院（140床：うち療養90、精神60）で、2000年に国立療養所西香川病院が旧高瀬町に移管され、町立病院となり、合併により市立病院となった。病院は合併した新三豊市の中心部にある。市立西香川病院の運営は地元医師会への指定管理により運営されている。認知症のケアについては全国でも有名なレベルの実践がなされており、経営も良好である。

　永康病院の建物は1961年に移転新築した建物（現在は医局と会議室などになっている）、1981年に増築した本館棟・管理棟、1986年に増築した精神・療養病棟などの建物からなる。どの建物も老朽化していたが、2007年に行われた耐震診断で、GIs値（構造耐震指標値：地上階の耐震性能の評価単位で、必要な耐震強度は0.6以上とされる）が、本館棟で0.183（緊急に改修等の措置を講ずる必要がある）、管理棟で0.440（可及的速やかに改修等の措置を講ずる必要がある）と評価されてしまった。

　早急の建物の建替えが必要なのであるが、建物の建替えはなかなか進まなかった。建物の建替えが進まなかった理由の一つは、病院経営の将

来の不透明さであった。耐震性に問題があることが明らかにされた当時、病院の経営は決して悪い状況ではなかった。しかし、病院建物建替えには一定の建設費が必要で、建替えを決断するほどの収益状況ではなかった。その後、病院の経営状況の悪化により病院の将来が不安視され、病院の建替えはさらに困難な状況となった。

　もう一つは市立西香川病院との統合問題であった。市立西香川病院との統合は、組織文化が異なることから、2つの病院の現場からも拒絶感が強かった。特に経営の良い西香川病院から経営の悪い永康病院の職員を引き受けることに強い難色が示されていた。

　そのような中、三豊市は2016年度に建替え案を公表する。建替え案は、事業費の増大及び施工期間の長期化を避けるため、現地で本館棟・管理棟のみ建替え、一般病床数を現在の92床から50床に減らすというものであった。建築本体工事費は、近年建設の病院事例をあてはめて総額20.5億円を予定した。このほか医療器機や電子カルテを整備し、旧建物除却費を含めて総額35.1億円と見積もるものであった。しかし、筆者からみれば狭い敷地で現地建替えをすれば、かえって仮設施設の設置などの事業費の増大や施工期間の長期化を招くことが確実で、建設費が高騰している中で、想定する20.5億円に収まるかどうか疑問が残るものであった。さらに部分改修をするという精神・療養病棟も老朽化しており、4床室でも酸素の配管が1部屋に1つしかないなど機能的にも不十分で、各部屋も改修をしても劣悪な療養環境の改善が期待できず、非常に問題のある改修案であった。

3　市立永康病院の経営状況

　筆者が病院再生に協力する前の市立永康病院の経営状況はどのような状況にあったのか。図表6－1のように、市立永康病院の医師数は2012年度には10名在籍した医師が2016年度には5名に減少する。医師数の減少の原因は、医師を派遣している大学医局からの派遣医師の引き揚げで

図表6－1　市立永康病院職員数の推移

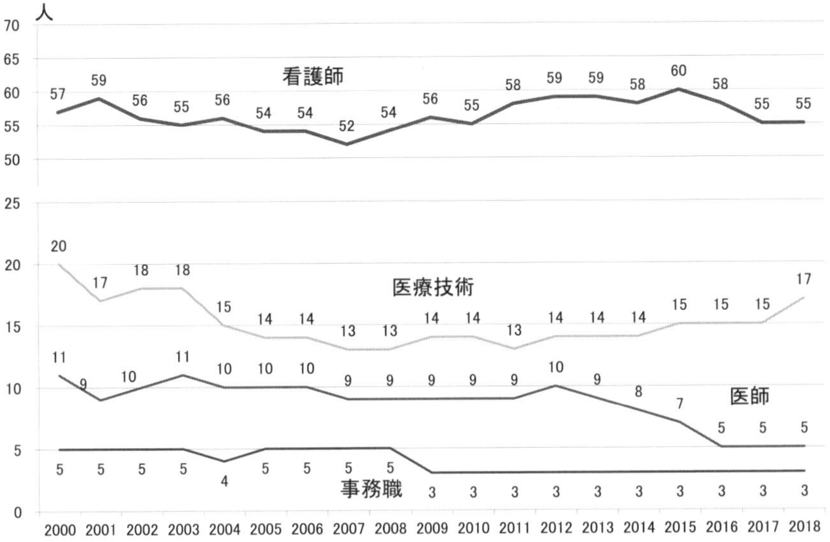

地方公営企業年鑑により作成

あった。欠員となった医師の補充を大学に頼んでも新しい派遣はなされなかった。先行きが不透明で、耐震性を欠き、老朽化した病院に勤務を希望する医師はいなかった。医師数の減少により、救急患者の受け入れも制限せざるをえず、1人が受け持てる入院患者の数も限界があった。常勤医師の不足を非常勤の医師で補うことになるが、看護師も問題が起きた時は常勤の医師に電話で相談することも多く、常勤の医師の負担は急増した。結果として診療体制は縮小せざるを得ない状況に追い込まれた。2016年4月には一般病床42床が休床になった。1日当たりの平均入院患者は、図表6－2のように2000年度の174名（病床利用率87.3％）から2018年度には77名（病床利用率38.6％）と半分以下になった。収益も悪化し、図表6－3のように2000年度には105.4％であった経常収支比率（繰入金込み）が、2018年度には85.1％に落ち込む。図表6－4の一般会計繰入金を除いた修正医業収支比率（医業収益の補助金も除いた

図表6-2　入院患者数・病床利用率

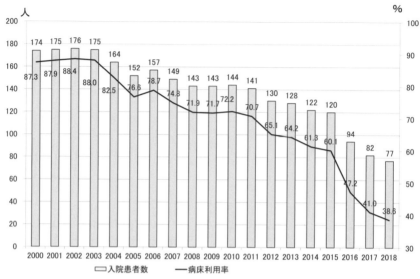

地方公営企業年鑑により作成

図表6-3　市立永康病院の経常収支比率（繰入金込み）

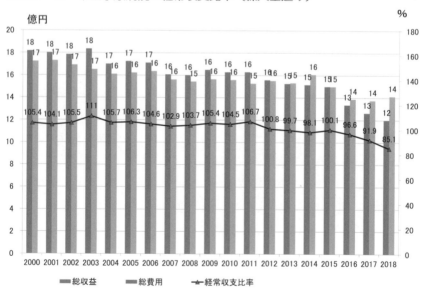

地方公営企業年鑑により作成

図表6－4　市立永康病院の修正医業収支比率（繰入金抜き）

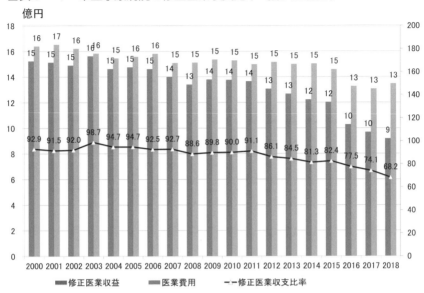

地方公営企業年鑑により作成

比率）は、2000年度の92.9％から、2018年度には68.2％に大幅に低下する。

　図表6－5のように、手持ち現金は2016年度までは10億円台を維持していたが、病院マネジメントの限界から手持ち現金は急激に減少し、2019年度末には6.2億円まで減少している。このままでは2年後の2021年度には手持ち現金が枯渇することが確実な状況にあった。

　病院スタッフも急激な経営悪化に対し「これからどうなるのだろう」という不安を感じ、ストレスから疲弊の言葉が出る状況にあった。入院患者増など収益改善の必要性は感じているものの行動を起こせる状況になく、なんとか踏みとどまって頑張るしかない状況であった。

4　三豊市議会調査特別委員会の活動

　筆者と市立永康病院の関わりは、三豊市議会議員の皆さんとのご縁が

図表6-5　手持ち現金・繰入金の推移

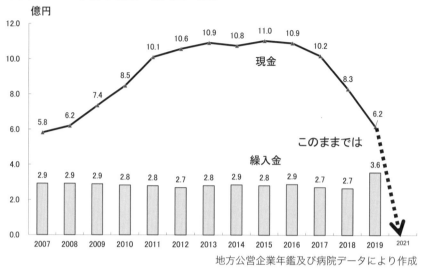

地方公営企業年鑑及び病院データにより作成

始まりであった。2016年12月、三豊市議会は混迷する永康病院の建替え
に対して議会としての見解を示すために「永康病院調査特別委員会」を
設置した。勉強のため政務活動費を使い、多数の市議会議員が筆者の地
方議員向け地域医療セミナーに参加されたことがきっかけで、2017年8
月7日に三豊市議会に呼ばれ講演を行った。前日に三豊市に入り、特別
委員会のメンバーの方々と市内の病院すべてを回った。講演の直前には
市立永康病院院長の潟中淳一先生にお会いした。潟中先生は、1987年に
香川医科大学を卒業し、2015年から市立永康病院の院長に就任されてお
られた。医師の退職が相次ぐ中で、火中の栗を拾われる形での院長就任
であった。潟中院長を含めて内科医が2名という中で懸命に診療をされ
ておられた。お話をさせていただいて感じたことは、とにかく疲れてお
られるということであった。

　事前のデータ分析と現地調査を踏まえ、講演会ではこれからの市立永
康病院のあり方について提言をした。2017年12月には「永康病院調査特
別委員会」が調査・研究報告を行ったが、筆者の提言を踏まえたものと

なった。

　ところが、市議会の報告書が提出される直前の11月3日、横山忠始市長（当時）が肺がんのため亡くなるという事態が起きる。12月24日に行われた選挙で山下昭史氏が三豊市長に初当選する。2018年4月に都内で山下新市長に面談をした。その後山下市長の依頼で、筆者は市の政策アドバイザーとして、永康病院の建替えと経営再建に協力することになった。お役所的な三豊市の事務職員の情報力や気質では、筆者に病院再生を依頼することは絶対にあり得なかった。三豊市議会が永康病院の経営という政策課題についてアンテナを高くして情報収集を行っていたことが、今回の病院の経営再建につながった。

5　三豊市議会講演会における筆者の提案

　市議会での講演の前日の視察を踏まえて三豊市市議会に次のような提案をした。三豊市内には民間病院があるものの経営環境は厳しく、将来的に撤退や縮小など、地域の医療提供体制が不安定化する可能性があることから、2つの自治体病院を存続させる意義はある。2つの病院を統合させることも一つの選択肢ではあるが、病院の組織文化が全く異なること、それぞれの病院の立地する地域の統合の合意を取るのは非常に難しいこと、2つの病院は地域に身近な病院として高齢者の利用が多く、統合すれば病院の通院に困難を招くことなどから、それぞれの地域の病院として存続させる。永康病院は、救急告示病院として急性期医療と高齢者の療養・リハビリ、精神科医療（急性期等）を行う病院として存続する。西香川病院は、高齢者の療養・リハビリ、精神科医療（認知症）を行う病院として存続する。永康病院の建て替えは必要と考える。西香川病院の全面改築は当面は不要だが、メンテナンスや施設の改修はきちんと行う。

　永康病院の改築は、病院会計の健全化の視点から徹底的なローコスト建築を目指す。病院、市役所、市議会はローコスト建築について徹底的

に研究を行う。病院の建て替えは、50床だけではなく、全病床120床程度で行うのも選択肢の一つである。万一、医師不足・看護師不足で病床を維持できなくなった時に、老人保健施設＋無床診療所にできるように廊下幅を広く取るなど施設基準を満たしておく。

　ローコストの建築の視点からは、現地建て替えでなく更地に建てた方が安い建築費で建設できる。最初から現地建て替えありきではなく、建設地については複数案を検討する。現地建て替えの場合、周辺土地の用地買収をして更地で建設できるスペースを確保することを検討する。永康病院の建て替えに際しては、企業債・合併特例債に加えて、国・県からの補助金の可能性を検討する。

　病院マネジメントの強化の観点から、市長部局に医療対策課を設置し、病院についての課題解決、医師招へい、病院改築に関する課題に取り組む。担当はコミュニケーション能力のある、優秀な人材を配置する。永康病院に地方公営企業法の全部を適用し、病院事業管理者を置くことを検討する。病院事業管理者は、永康病院の経営及び医師招へいについて責任をもって取り組むことなどを提案した。

6　病院新築と経営改革の2本立ての改革

　三豊市政策アドバイザーに就任することで、市立永康病院の医療再生の試みが始まった。具体的には、ローコストによる病院の建築と同時に病院の経営改革に取り組むことにした。市議会の講演会でも提言したが、高齢化が進む中で、地域に身近な病院は存続の意義はあり、病院の新築も必要である。しかし、建物を建替えれば終わりではない。新築した病院の建設費の多くは企業債（借金）で賄う。返済を考えずに高コストの病院の建設を行い、借金の返済に苦しむ自治体病院は非常に多い。病院の経営が悪いままでは借金の返済ができず、病院譲渡や指定管理者制度の導入など病院の存続問題に直結する。筆者は「自治体病院の新築は病院経営の最大の危機である」とも言っている。安定的に病院建設の借金

を返済する経営体制を確立する必要がある。

7　基本全室個室ローコストの病院を移転新築する

　病院の建替えについて、当時、山下市長は、早期の建設着手の観点から現地建て替えも選択肢の一つと考えておられた。しかし、現地建替えは敷地が狭く、機能が低くてコスト高の病院となることが確実なので、市有地などで適当な土地に移転新築することを提言した。最終的に、幹線道路沿いにある給食センターの建設予定地としていた土地に移転することが決まった。さらに、ローコストでの病院建築を行うため、建築発注に関して病院の立場に立って支援を行うコンストラクションマネージャーを置くこと。基本設計後に建設会社を決定し、建設会社のコスト縮減ノウハウを導入する後述のECI手法を導入すること。設計会社と建設会社の選定については公開プロポーザル方式で行うこと。病床数は、患者数と建設費の抑制の視点から、現在の199床から122床程度（一般46、療養46、精神30）を基本とすること。病床は縮小するものの、職員を増員し地域包括ケア病床を導入すること（提供する医療の向上と入院単価のアップを目指す）。目玉として病室は基本全室個室（一部看護の必要性で多床室化する）で差額ベッド代を取らないことなどを提案した。最終的に提案に沿って病院の移転新築が進められることになった。

　病室の基本全室個室は、入院環境のクオリティを上げると共にインフルエンザなど感染症対策を図ること。男女を考えずに入院させることができるため、病床を埋めやすいことを目的としている。病床数は減るものの、病床利用率を上げて収益を確保することを目指している。古くて汚く、入院したくない病院から、新しくて療養環境が良く入院したくなるような病院に変わることを目標にした。基本全室個室にすると床面積が増加し、コスト増になる。病床数を絞ることとローコスト建築の方法を徹底することで建設費を抑えることにした。122床で病床利用率92％であれば1日入院患者112人、病床利用率82％であれば1日入院患者100

人になる。入院単価３万円であれば、12人の患者増で１日36万円の収入増。１年で１億3,140万円の収入増になる。当然、経費もかかるが、10年間頑張れば建設費増をカバーできると考えた。全室個室を目指した病院設計は、新型コロナウイルスの蔓延により、基本全室個室の先見性が明らかになったと考えている。

8　122床で総事業費40億円を目指す

　三豊市はコンストラクションマネージャーの支援を受けて、「(仮称)三豊市立新病院建設事業基本計画書」を作成に取り組むことになった。コンストラクションマネージャーは、建設発注者から依頼を受けて、発注者の立場に立ちつつ、中立的に全体を調整して建設に協力することを使命とする。今回、支援を行うコンストラクションマネージャーは、2009年度から始まった岐阜県下呂市の市立金山病院のローコスト病院建築の試みでお世話になって以来、いくつかの病院のローコスト建築で協力をいただいている（市立金山病院のローコストの病院建築については岩波ブックレット『まちに病院を！』「４医療者・住民が『当事者』となるローコストの病院」、『公営企業2019年５月号』「どうすればローコストの病院建築ができるか？」などで紹介をしている）。

　どうすればローコストで一定の質の病院建築ができるのか。筆者が市立金山病院の建築以降のローコスト病院建築で行ってきたことの基本は同じである。まず、手持ちの現金と返済可能な起債（公営企業債・過疎債・合併特例債など）の額を考え、病院建築に可能な投資金額を考える。可能な投資額で、その病院が望まれる機能は何か、どのような病院構成とすべきかを絞り込んでいく。ローコスト建築を実現できる能力ある設計事務所・設計士に設計を依頼する。病院職員は自院の行う医療が何かを意識し、過大な要求をしない。設計士は病院の考えを踏まえ、シンプルでムダのない設計を行う。建設費、床面積のコントロールは厳格に行う。設計図面についてきちんと詰めて、追加工事や手戻りが起きないよ

うにする。その上で、適正な利潤の中で、最も安い建設費で建築をする建設会社に工事を発注する。能力のある現場代理人が配置される。建設会社に工事コスト削減のための提案を積極的にしてもらい、適切なものは採用する。病院開設後の財務の危機に際し、どのように行動すべきか職員の意識改革をすることも重要である。病院建設中から経営改善を行い、できるだけ現金をためることが必要となる。

　市立永康病院の場合、まず、基本計画に際して、コンストラクションマネージャーに、図表6-6のスペースプログラム（病院の規模と部屋の配置のたたき台）を作成してもらった。スペースプログラムでは、建設費40億円以内という目標を設定し、プロポーザルの基準となる建物の面積や配置案を示している。今回のたたき台は、コンストラクションマネージャーが、市立永康病院の幹部職員と綿密に打ち合わせ、かなり完成度の高いたたき台となった。なお、病院職員の意見聴取は、意見の量が膨大なため、設計会社の選定が終わった後に設計会社が行うこととした。

図表6-6　市立永康病院スペースプログラム

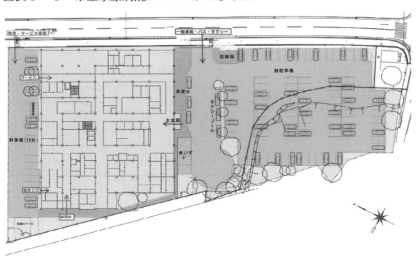

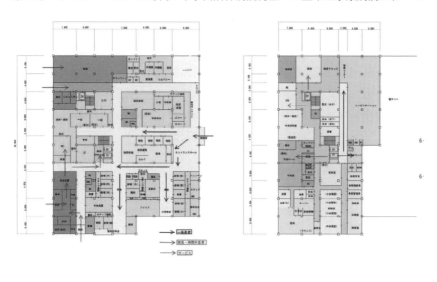

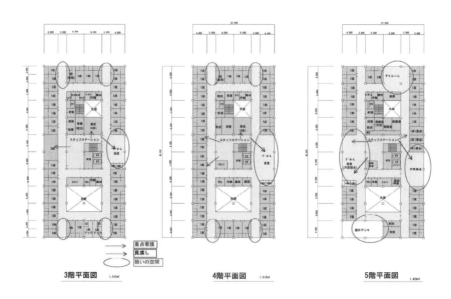

（仮称）三豊市立新病院建設事業基本計画

　スペースプログラム（病院の規模と部屋の配置のたたき台）の意義は、プロポーザル提案に金額と面積のしばりをかけることにある。筆者は自分が直接の責任を持たない設計プロポーザルの審査にいくつか参加したことがある。基準となるスペースプログラムがなく、設計会社の自由なプロポーザルに任せると、どうしても金額や面積の制約を超えた提案になりやすい。そのような提案を選定した場合、当初の建設費や面積の想定を超えたものとなってしまう。建設費の総枠をコントロールするためにスペースプログラムは効果的と考えている。

　スペースプログラムの作成を経て、2019年3月、（仮称）三豊市立新病院建設事業基本計画が策定された。4月8日には「（仮称）三豊市立新病院建設工事に係る設計業務」について業務委託者を公募型プロポーザル方式により選定する公告が公表された。

　設計業務は、建設地:三豊市詫間町詫間6784番地206他、建築面積3,050㎡、延べ床面積9,295㎡、構造・種別:鉄筋コンクリート造5階建塔屋1階・免震構造、病床数122床（内訳）一般46床、療養型46床（うち地域包括ケア病床23床）、精神科30床、総事業費40億円以内（消費税及び地方消費税別途）建築本体工事・電気設備工事・機械設備工事・浄化槽工事・外構工事・駐車場工事というものであった。スペースプログラムにおいて、基本全室個室ということが示された上で、総事業費40億円とかなり抑えた金額となっている。

　公告に対して設計会社4社からの応募があり、2019年5月25日に設計委託候補者の公開審査会が開催された。審査会は基本的に下呂市立金山病院の時代から行っている手法（一部改良はしている）を踏襲した。審査員は三豊市副市長のほかは全て病院職員で、病院建築を行うパートナーを選ぶという視点で審査を行ってもらった。審査員には写真6－1のように、職員代表として労働組合からも参加していただいた。審査員となった職員は、当時精神科病棟で勤務しており、精神科病棟の視点からプロポーザル参加者に質問を行った。現場職員が選考に参加することは非常に重要と考える。

応募者のプレゼンは具体的に設計に関わる人間に行ってもらうことをお願いした。実際の審査に関する得点も設計担当者の人となりに大きく配分を行った。一緒に仕事をしたい、能力があって人がらの良い設計士をいかに選ぶかがプレゼンテーションにおける最も重要な選考の視点とした。筆者はアドバイザーとして、「なぜ建築の世界に入ろうと思ったのか」「高校・大学時代はどういうクラブに入っていたのか」「建築士として一番感動した体験は」など設計担当者の人となりについて確認する

写真6－1　職員組合代表

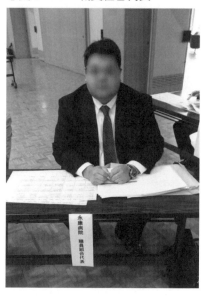

質問を行った。人として訴える力、共感する力が感じ取ることができるような質問を行った。単なる「業者」の選考ではなく、新病院建築の「同志」である、能力と熱意のある設計スタッフを選ぶことを目指した。

　プロポーザルは公開で行い、傍聴席には多数の市民が参加した。公開でプレゼンテーションを行う意義として、病院職員や三豊市民（三豊市議会議員も参加されていた）や病院職員が病院建築の「当事者」となり、病院建築について学んでもらうことがあった。

　設計各社は、多額のお金を使って資料を作成している。それは病院職員や市民にとって病院建築に関して最高の教科書でもあった。病院建築について学ばせていただく、住民・病院職員は、感謝の気持ちを持って接することが必要と考えた。全ての発表者に、最後に拍手を以て感謝の意を表した。

　さらに、公開のプロポーザルは、利権の道具になりやすい公共事業について、徹底的な情報公開により透明性を高めるという視点もあった。

どの設計事務所のプレゼンテーションも素晴らしく差はあまりなかった。最終的に、業者選定は委員全員の単純投票で最高点を取った建築事務所に決定した。

　設計委託料は値切らず、設計事務所が提示する必要な金額を払った。設計事務所にとっても、良い仕事をするには「適切な」利益が得られることが必要である。高い建築コストの設計を安い請負金額で建築させるのではなく、安い建築コストの設計を適正な請負金額で建築させることを目指したのが市立永康病院の設計プロポーザルであった。

　一般に行政の建設工事の発注は、予定価額を示してその中で一番安い金額を入札した業者を選定する指名競争入札で行うことが多い。今回の公開プロポーザルでは、建設費40億円以内という基準の中で、設計事務所間の金額のたたき合いではなく、いかに優秀な建築士を派遣し、時間をかけた丁寧な仕事ができるかを選定の基準としている。ポイントは何を「透明化」するかである。指名競争入札という制度を使い、提示される委託金額を透明化するのか、一定の委託金額の中で、設計事務所や具体的に仕事をする設計士の能力を透明化するのかの違いである。ローコストで質の高い病院建築を実現するには、後者の方が優れていると考える。

　設計事務所の提示する金額を支払った分、設計事務所に対して、職員との対話を十分してもらうことをお願いした。職員は無意識で毎日の自分の仕事をしている。病院設計に関わり、対話をすることを通じて、自分の仕事の意味を文字化・図面化することが可能となる。病院建築は病院職員の能力向上の重要な機会であるともいえる。委託金額が安い場合や事務職が官僚的な場合、病院職員にほとんど設計に関わらせずに、設計業務を終わらせる場合がある。結局、現場のオペレーションを考えない設計で、使い勝手が悪いものとなる。職員の能力やモチベーションの向上にも全くつながらない。

9　市民ワークショップ

　設計業者も決定し、新病院の建築作業は一歩前に進むことになった。
7月7日には、住民の意見を病院建築に活かすため、新病院に向けた市
民ワークショップを行った。自治体病院のオーナーは住民である。病院
やそこで行われる医療のあり方については、「当事者」として関わるこ
とが必要といえる。しかし、多くの自治体病院建築では、住民は「お客
様」で蚊帳の外ということが多いのが現実である。ワークショップは、
住民の皆さんに病院建設について身近に感じていただくこと、住民の意
見を病院建築に反映させることを目的としていた。

　ワークショップには56名の市民が参加した（写真6-2）。参加者に
は三豊市議会から三豊市市議会議長、市立病院建設調査特別委員会委員

写真6-2　住民ワークショップ

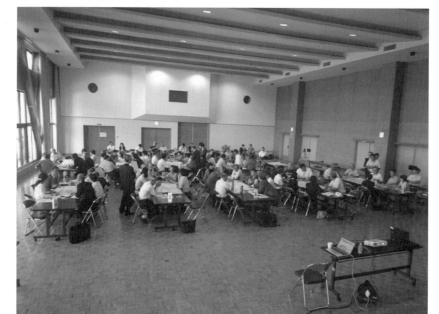

長を始め数多くの市議会議員の皆さんも参加しておられた。朝、市議会議員さん達の顔を見て急きょワークショップの司会を市議会議員の皆さんにお願いすることを思いついた。お願いした理由は、三豊市議会は2018年度の早稲田大学マニュフェスト研究所の議会改革度ランキングにおいて香川県内15議会の中で2位にランキングされるなど、議員の意識が高かったことによる。筆者の急な申し出に議員の皆さんには快く司会を引き受けていただいた。市議会議員の皆さんには司会のほか、最後の発表もしていただいた。

　ワークショップは、写真6−3のように、1枚の模造紙を「ほしい建物の機能（左上）」「ほしい医療の機能（右上）」「そのために住民ができること（中央下）」の3つに分割し、それぞれについて議論をしてもらった。グループには、司会を市議会議員の皆さんにお願いしたほか、各グループには市民のほか、病院職員と設計会社が参加した。設計会社の職

写真6−3　ワークショップの成果

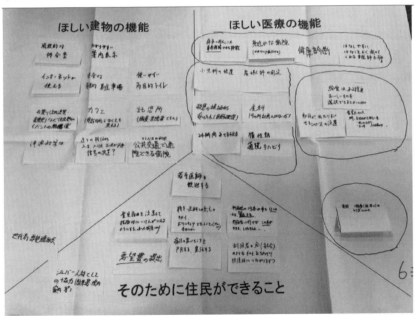

員は、事務作業と共に、住民の生の声を聴くことで設計に意見を反映することを目指している。

　行政の行う一般の建物の建築でワークショップを行うことは少なくないが、その多くは建物の機能について議論をするものである。医療を提供する病院の場合、建物の機能だけを議論しても不十分であり、そこで行われる医療がどのようにあるべきかについて議論する必要がある。さらにいえば、建物の機能、医療の機能には、お金という財源の制約と医師・看護師などの人材の制約がある。この制約を忘れて無制限に要求をしては、医師や看護師が疲弊して医療が崩壊したり、過大な規模の病院の借金で経営が破綻したりする。そこで重要な視点が「そのために住民ができること」の視点である。建物の機能、病院の機能には限界があるが、住民が病院に対してできることをすることで、2つの機能の限界を拡大することができる。住民が、自治体病院を支える「当事者」として、お金や人材の制約を意識し、できる行動は何かを考えてもらうことが重要である。

　実際のワークショップでは、豪華な病院を建築したが、借金の返済や医師の退職に苦しんでいる自治体病院の例などを紹介しながら、「病院の新築は病院の『最大の危機』である」ことを訴えてから、議論をしていただいた。

　建設工事の期間の制約から病院建築に関するワークショップは1回限りのものとなったが、病院職員と住民との対話は、後述する「タウンミーティング」に引き継がれた。

10　個室へのトイレの設置

　設計受託会社が正式に決まり、いよいよ病院の基本設計が本格的に始まった。病院職員には、「病院オープン後に使い勝手が悪かったら皆さんが不勉強だったことの現れなので、よく勉強してどんどん発言してください」とお願いした。病院職員も通常業務に加えての設計の仕事であっ

たが、積極的に取り組んでいただいた。

　今回の設計において一番悩んだテーマがトイレの配置であった。写真
6－4は既存の4床室に新しい病室の個室の実物大の図面を置いたもの
である。広くも感じるがベッドを置くと広いというわけではない。トイ
レを廊下側に配置するとベッドまでの通路はデットスペースになる。ト
イレを窓側に作るとデットスペースは少なくなり、面積は有効利用でき
るが窓は小さくなる。最終的にはスペースを考え窓側にトイレを配置す
ることにした。

　トイレについては、さらに議論が続く。職員から、市立永康病院の患
者は高齢の寝たきりの患者が多く、その多くがオムツを使用し、トイレ
を使わないことからスペースを確保するためトイレを廃止してはどうか
という意見が出された。職員が意見を表明することはとても良いことで

写真6－4　個室トイレのスペース案

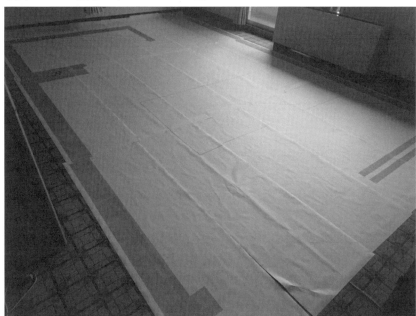

あり、話し合いでトイレを設置する病室は3割とし、後でトイレを設置できるよう配管はすることとなった。7割の病室のトイレを廃止することで、共同トイレの場所をどのように確保するかが後述のECI手法による建設会社も入った実施設計作業での課題となった。

11　施工予定者選考プロポーザル

　設計会社と職員の努力により2019年11月には基本設計がまとまった。ここで当初の予定のとおりECI手法による設計・建設を進めるために、建設工事請負業務委託者選定に係る公募型プロポーザルを行うこととした。

　ECI手法とは、基本設計後に建設会社を決定し、実施設計から参加してもらうという設計・建設手法である。下呂市立金山病院の時にコンストラクションマネージャーと一緒に試行錯誤で生み出した方法で、当時、国や自治体に例がなく「二段階（設計）発注方式」と名付けた。その後、国立競技場の建設などで行われ、国土交通省はECI方式（Early Contractor Involvement）と呼んでいる。

　そもそも従来の官庁発注と呼ばれる方法は、図表6-7のように設計

図表6-7　通常の官庁発注

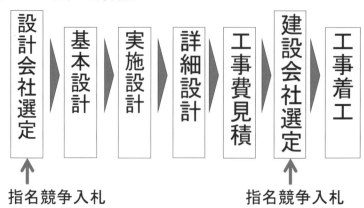

会社を選定するために指名競争入札を行う。入札では予定価格（上限価格）の中で一番低い金額を提示した会社が契約相手として選定される。

　図表6−8は、筆者流のECI（二段階発注）方式の図である。まず、公開プロポーザルで設計業者を選定する。設計業者が病院職員と共に基本設計を完成させ、この時点で建設費を概算する。概算した費用を元に建設業者の選定を公開プロポーザルで行う。決定した建設業者は実施設計・詳細設計に参加して技術協力を行う。実際に建築を行う建設会社のローコスト建築のノウハウを病院の設計に盛り込もうというのが基本的な考え方である。

　さらに、建設プロポーザルにおいても、設計業務のプロポーザルと同様に、現場で仕事を行う「現場代理人」の人間性を重要な評価の項目とする。さらに自治体病院として税金を使う以上、建設工事に関しての具体的な地元への貢献策について提案していただいている。

　市立永康病院の事例でこれまでと変更をしたのはJV（joint venture：ジョイントベンチャー）の取り扱いであった。JVは資金力・技術力・労働力などから見て、一企業では請け負うことができない大規模な工事・

図表6−8　ECI方式

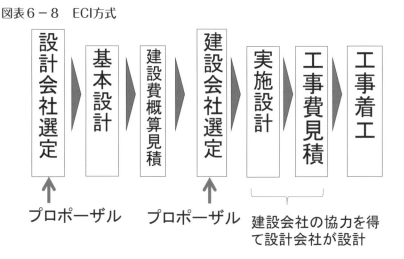

事業を複数の企業が協力して請け負う事業組織体である。JVで参加する企業は都道府県における指名競争入札の格付け点数が上がるなどのメリットがあり、地元企業の参加するJVを希望する自治体が多いが、これまでのECI方式では、大手ゼネコン1社の応募に限定してきた。その理由は、病院建築は専門性が高く、地元企業がJVを組んでも技術的な利点はないこと、指揮命令系統が複数となり単一とならないこと、職員による投票に地元企業の関係者が入るリスクがあること、地元下請け業者に公平に受注の機会を与えること（JVの場合、JVに参加した地元企業が受注を独占することが多い）というものであった。しかし、地元建設会社からの要望が高いので、三豊市の場合は、単独企業又は共同企業体であることを1次審査及び2次審査に於ける評価点の対象としないことを明記して参加を認めることにした。

2019年12月22日、建設工事請負業務委託者選定に係る公募型プロポーザルが行われた。プロポーザルの概要は、病床数122床（一般46、療養型46床、精神科30）、建築面積3,156.31㎡、総延床面積9,878.82㎡、構造：鉄筋コンクリート造6階建・免震構造、駐車場111台（車いす用4台含む）駐輪場24台、総事業費40億円以内（消費税別）、予定工期実施設計2020年1月6日～同年5月、建築工事着工2020年8月予定、工事竣工2021年10月予定、外構工事2021年11月予定、新病院開院2022年1月予定というものであった。

全国で建設工事の入札不落が続いている中で、果たしてプロポーザルに応募する建設会社があるか心配していたが、奇跡的に6社から応募があった。四国では新しい病院建築の案件が少なかったことや、建設会社の技術力をローコストの病院建築に提案で活かせること、病院の基本設計がシンプルで建築しやすいものであることなどが評価されたなどが要因と考えられた。

選考の方法は基本設計と同様、現場での責任者となる現場代理人の人柄を重視して配点を行った。建設プロポーザルについては一部議員からの指摘があり、筆者が委員長となった。質問は、アドバイザーのコンス

トラクションマネージャーのスタッフが技術的な質問、筆者が人物についての質問、審査委員が追加質問を行い、審査委員が単純に採点したものを委員会に諮って決定した。

　人物を重視するという意図が伝わっていたこともあり、6社とも全員優秀な現場代理人を配置して、プロポーザルに臨んでいた。最終的にはその中でも最も人間性に優れ、優秀と思われる現場代理人を配置した建設会社が第一優先順位の会社となった。プロポーザルの中で、第一優先順位の会社の現場代理人は最後に次のように発言した「今回の病院のプランを拝見させてもらった時に、シンプルで分かりやすく、使いやすいプランだと感じました。一般、療養、精神、この3つの性格の異なる病棟を、無理なく整然と縦積みされたプランであり、患者とスタッフの動線も明確に分離されております。これからの地域医療を担うにふさわしい設計だと思っております。また、今回のポイントとなる一床室においても、細部までしっかりと検討され、観察のしやすさと患者のアメニティを両立させており、是非とも病院の皆さま、設計事務所の皆さまと一緒にこの建設に携わらせていただきたいと強く希望いたします。何卒ご信頼いただき、必ずやご満足をいただける新病院を完成させることを約束しまして、私共のプレゼンテーションを終わらせていただきます。ご清聴ありがとうございました。」

　文字に起こせば当たり前のことと読めるかもしれない。しかし、発言者は原稿を機械的に読み上げるのではなく、自分の言葉で語っていた。設計の狙い、関係者の努力を感じ取って行った発言ということが分かった。筆者はこの言葉を聞いていた時、心から感動していた。正直、三豊市の仕事をしていて本当によかったと思った。

12　職員アメニティと新型コロナウイルス対策

　交渉の結果、第一優先順位の建設会社と40億円以内（消費税抜き）での発注で合意した。基本全室個室の122床で40億円（消費税抜き）であ

れば１床3,278万円で、１床4,000万円、１床5,000万円という建築が相次ぐ自治体病院の中では胸をはれるローコスト建築である。さらに、同社はプロポーザルでは、地元貢献策として市内企業に12億円（30％）を発注する提案をしている。

　建設会社が参加した実施設計の設計図が固まりつつある中で、修正を行える余地も少なくなってきた。その中で、筆者にとって心残りは職員用のスペースであった。図面を見るとコスト削減のため職員アメニティスペースが最小限になっていた。特に職員の休憩室や男子職員の更衣室は狭かった。職員が気持ちよく勤務できる環境をつくることが収益向上にとって必要となる。総建設費をやりくりする中で、アメニティスペースの見直しを行うことをお願いした。図表６－９のように屋上庭園のスペースに職員のラウンジと患者用ミーティングスペースを新たにつくり、当初の職員休憩スペースは男子更衣室と実習生のスペース拡大に変更、さらに事務スペースを増加させた。

　さらに、新型コロナウイルスの蔓延で感染症対策も再検討した。一般病床の個室２室を陰圧化し、ウイルスを病院内に出さず、殺菌して室外に排出する機能を備えることとした。感染症外来も設計されていたが、もう一度感染症対策の視点でチェックすると、感染症で独立した入口がなく、待合も狭かった。感染症患者専用のトイレもなかった。さらに外来診察室は陰圧化を図ることとした。

　このようにして完成した基本設計を元に、2020年10月２日に新病院の起工式が行われた。新型コロナウイルスの影響などから当初の予定からは少し遅れ、2022年２月に建物完成、４月以降に開業する予定で建設作業が進められている（図表６－10)。

13　病院の経営再生に取り組む

　ローコストで質の高い病院新築を行っても、病院の医療提供の質や病院マネジメント力の向上がなければ、病院は存続できない。病院の建替

図表6-9　設計変更

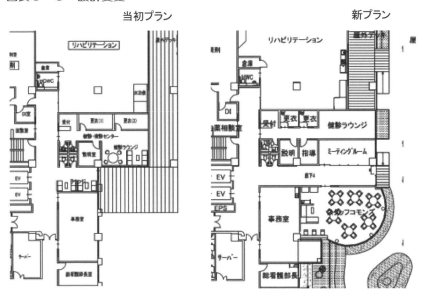

職員休憩室をつくる、住民も使えるミーティングルームをつくる、当初の休憩室は男子更衣室・学生実習室のスペース拡大に変更、事務スペースの増

図表6-10　設計受託会社の病院パース

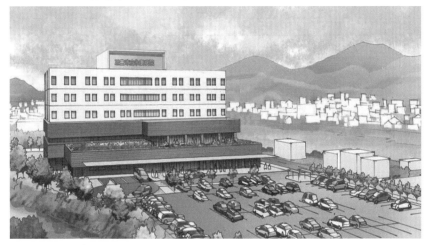

職員アメニティ部分は絵になっていません

えと同時並行で病院の経営改革を積極的に進めた。病院の経営改革には、筆者が病院の経営再生で協力いただいている、NPOコンサルタントの力を借りることにした。NPOコンサルタントは、職員との「対話」を通じて職員の意識を変え、職員がモチベーションを高く持って病院経営改革に取り組むような支援を行うことを強みとしており、筆者が病院経営再生を行う時に協力をしてもらうことの多いコンサルタントである。

　2018年12月7日～8日、筆者は政策アドバイザーとして初めて三豊市に入った。病院職員に向けて「これからの永康病院が進む道」という題で講演を行った。永康病院の存続と病院の移転建替えの必要性、病院・市役所・市民が一丸となり永康病院を存続させることの重要性を訴えた。

　講演の最後に、三豊市がかつて、自治体病院を失った歴史を持つことを指摘した。1968年3月、三豊市が合併する前の旧豊中町の町立三豊中央病院は、インターン闘争を契機とする地方の医師不足により、経営不振に陥りに閉鎖されている（『自治体病院の歴史－住民医療の歩みとこれから』404頁「三豊総合病院の危機」）。再び病院を閉鎖するという状況にならないように、病院・市役所・市民が一丸となり永康病院を存続させることを訴えた。

　病院に入ると共に各部門の責任者と個別に面談を行った。感じたことは、やはり「安かろう悪かろうで」、最低の人員と医療機器などの体制しか配置されていなかった。病棟も若い看護師がおらず、最低限の職員しか配置されていなかった。看護配置も看護師不足から13対1の看護単位を維持できずに15対1の看護単位が通常になり、結果として1日1人当たりの入院単価を落としていた。NST（他職種による患者に対する栄養療法を検討する連携チーム）の活動が時代の流れなのに、市立永康病院ではその要となる管理栄養士は常勤ではなく非常勤であった。精神科病棟でも精神科作業療法士が不在で、十分なリハビリと同時に診療報酬が取れていなかった。自治体病院として一定の質の医療を提供する最低限の配置が行われていなかった。面接をした一人一人の職員は元気でやる気のある人が多かったが、三豊市本体と病院の事務職に病院経営の

理解がなく、必要な投資がなされていないことが面接で良く分かった。

14　地域連携推進ワーキンググループ

　市立永康病院の経営改善でまず行ったのは、診療材料、委託料のコスト削減の取り組みであった。NPOコンサルのスタッフに病院に入ってもらい、仕事を担当する職員と対話をしてもらいながら経費の縮減に取り組んだ。最初に診療材料、委託料のコスト削減に取り組んだのは、具体的な金額について経営改善の成果を出すと共に、NPOのスタッフに病院内でコミュニケーションを取ってもらい、病院各部門の責任者の人となりや雰囲気をつかんでもらうことが目的であった。診療材料について126万円（総購入額3,139万円、削減率4.0％）、外注検査11万円（年間購入額352万円、削減率3.1％）、寝具と酸素の委託料削減で104万円の経費削減効果が出た。

　今回は、委託金額の大きい医事業務と給食業務は積極的に委託料の削減に手をつけなかった。人手不足から委託業務のスタッフも集めにくくなっており、人件費コストは上昇の傾向にあった。無理に委託費用を削減すると、委託職員の給与や勤務条件の悪化につながり、医療提供の質が下がる危険性があった。委託料に見合う仕事をしているかのチェックのみを行った。

　収益改善にとって集患（患者を集める）ことは最も重要な項目である。自治体病院は患者や患者を送る関係機関への働きかけが弱く、いわゆる「殿様商売」をしているところが多い。市立永康病院も元々その傾向が強い上に、最近の医師不足で集患対策をする余裕がなくなり、入院患者減に拍車をかけていた。

　2019年４月、病院内に地域連携推進ワーキンググループを立ち上げ、住民・患者への働きかけの強化、地域連携室の活動促進と共に病床利用率の向上を目指した。まず、広報委員会を立ち上げ、住民・患者への広報を行った。４月には広報誌「マーガレット１号（マーガレットは三豊

市の花)」が初めて発行された。マーガレットは季刊誌で年4回発行されている。8月には医師・看護師・医療技術などのスタッフが地域に出向き「高血圧について」「在宅介護の方法について」「健診結果について」「薬の正しい飲み方、使い方」「腰痛予防について」など17項目をテーマに話しをする「出前講座」が始まる。また、救急隊との連携強化のため意見交換会を開催し、救急ホットライン（専用電話）の開設も行われている。

　8月23日には、詫間町で初めての地域座談会（タウンミーティング）が開催された。まず、職員が仕事の状況について報告し、その後、住民と職員が永康病院に「期待すること」「伝えたいこと」「聞きたいこと」などについて話し合った。住民の皆さんからは、「長い待ち時間」「救急患者の受け入れ（対応や体制の改善）」「医師の確保」「医療機器の更新」「レスパイト入院の受け入れ」「行事への医療スタッフの派遣」「訪問事業の充実」「接遇の改善」「スタッフの採用」「地域住民の声を拾い上げる部署」「ボランティアとして病院を盛り上げたい」などの意見が寄せられた。地域座談会は10月25日には三野町でも開催され、3年間で市内全地区を回る予定であったが、現在は新型コロナウイルスの影響で中断されている。

　永康病院初の「病院まつり」も実施予定で実行委員会を立ち上げたが、新型コロナウイルスの影響でイベントの開催は延期となっている。

15　電子カルテとAI問診システム導入

　これまで、電子カルテの導入は病院の懸案であったが、事務の人員不足もあって進まなかった。NPOコンサルのサポートを受け、2020年2月からの導入が実現した。電子カルテ運用開始に合わせて、医師の業務負担の軽減の観点から、内科と整形外科でAI問診システムを導入した。AI問診システムの導入は、山下市長が市政にAIの導入を進めていることが追い風になった。システムでは、患者が待合室でタブレット端末に「頭が痛い」「腰が痛い」などの症状を入力すると症状に合わせた質問と

選択肢が表示される。質問への答えが電子カルテに反映され、医師が内容を見ながら診察に当たることができるというもので、医師のカルテ記載時間が削減され、外来問診が効率化されるメリットがあった。AI問診システムは香川県内初の導入ということでテレビや新聞で紹介された。不祥事以外でマスコミに紹介されることがない病院にとって、初めてと言って良い前向きな報道となった。

　電子カルテの導入は思わぬ効果を生じさせた。地域座談会でも数多くの住民・患者から問題として指摘されていたのであるが、永康病院では一部の診療科において患者が午前3時ごろから並ぶなど、異常な待ち時間が当たり前となっていた。しかし、電子カルテにより予約制が導入され、待ち時間はほとんどなくなった。奇跡みたいな話が実際に起きた。

　さらに、電子カルテの導入により、診療報酬においてデータ提出加算の届出が可能になった。データ提出加算の届出により、その届出が要件となっていた地域包括ケア病床の導入が可能となり、2020年9月から地域包括ケア病床7床が稼働が実現した。

16　経営改善ワーキンググループ

　2020年4月、経営改善ワーキンググループが結成され、診療報酬加算の取得（施設基準新規届出・算定強化）に取り組んだ。2020年11月の時点で算定できている項目としては「一般名処方加算1・2」「精神科作業療法」「オンライン診療料」「データ提出加算2・4」「看護職員配置加算」「看護補助者配置加算」「急性期患者支援病床初期加算」「在宅患者支援病床初期加算」「提出データ評価加算」「看護補助加算（精神病棟）」「院内トリアージ実施料（コロナ特例措置）」などがある。

　「精神科作業療法」は、新たに専従の精神科作業療法士を採用したことにより、2020年5月から算定している。現在入院患者約20名のうち約17名程度が毎日レクリエーションや園芸などの作業療法を実施している。クライアントの活動性や自発性などが見られ好評である。月53万〜

68万程度の増収効果を生んでいる。取得に際してはNPOコンサルのスタッフがミニ出張講座を行ったり、算定newsが発行されたりするなど組織をあげて取り組んできた。今後は、「栄養サポートチーム加算」「在宅療養指導料」「医療安全対策加算２」「医療安全地域連携加算２」などに取り組む予定とされている。

　地域包括ケア病床は、2020年９月に７床で開始し、2021年２月に５床増床の12床となった。病院移転前に28床とすることを目指している。

17　新型コロナウイルスの蔓延への対応

　新型コロナウイルスは永康病院の医療にも影響を与えた。香川県内３例目が発生した４月８日には院内でコロナウイルス感染対策報告会を開催し、４月10日には、①病院玄関（風除室）にて来院者全員を対象とし体温測定・問診を開始、②内服処方に関しては病状に変化のない３ヶ月未満の方に対して電話対応で処方可能とする（防災無線にて周知）、③病院の地下駐車場を発熱外来（テント）として設置（バス停の移動）、④面会制限の開始（写真・手紙・動画視聴にて患者と家族をつなぐ）、⑤検診中止、⑥三豊市と連携したオンライン診療への取り組みの取り組みを開始した。発熱外来は37.5℃以上、感冒症状、倦怠感等のある方を対象として内科医が診察することとした。

　面会制限は、６月13日に香川県内の新型コロナウイルス感染者の減少により制限した形で再開したが、７月17日に三豊市内にコロナ感染者が発生したため面会制限を再開した。７月30日には、臨床検査部門の提案で院内におけるコロナ抗原検査を開始した（写真６－５）。８月13日から20日にかけて三豊市内で会食を原因とするクラスターが発生したことに伴い、市民の不安が高まった。このため、８月18日、発熱外来において症状があって感染が疑われる人を対象に市民を抗原検査の実施を行うことについて積極的に公表を行った。積極的な抗原検査の実施の公表は香川県内でも珍しく、市民の安心につながった。９月30日には、写真６

－6のように駐車場内にプレハブで特設感染外来を設置している。現在、全国の市町村が実施主体となって行われている新型コロナウイルスワクチン接種についても、医師や看護師を三豊市の設置する接種会場に積極的に派遣をしている。6月14日からは病院での個別接種も開始されている。施設の老朽化と医師・看護師などのスタッフ不足で新型コロナウイルスの入院患者の受け入れはできないが、自治体病院としてできる限りの新型コロナウイルスへの対応を行っている。

写真6-5　臨床検査部の抗原検査

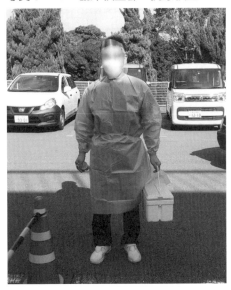

　三豊市民からも市立永康病院を応援しようという動きが起き、支援物

写真6-6　特設発熱外来

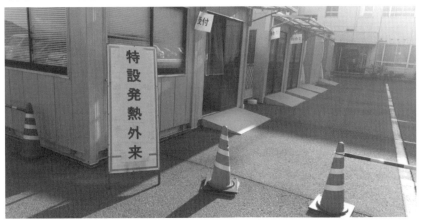

資などの寄附が相次いで寄せられた。

18　三豊市総務部人事課との徹底的な議論

　そもそも市立永康病院が十分な人を採用していないことは、2017年8月7日の三豊市議会における講演の時点で指摘していた。図表6−11は、2016年11月1日現在の市立永康病院の職種年齢別職員数の表である。この表は市議会に対して病院建物更新の計画を示した際の資料である。看護師51〜60歳の常勤看護師が28名在籍する一方、21〜30歳の常勤看護師は3名しか在籍していなかった。このままでは50歳台の看護師が定年で退職した時に病棟を維持できず、さらに病棟閉鎖に追い込まれることが確実であった。そうなれば、さらなる収益減少、病院経営の破たん、病院の譲渡や閉鎖に追い込まれるのが確実な状況にあった。

図表6−11　永康病院の職種年齢別職員数（2016年11月1日現在）

職種＼年齢	〜20歳	21〜25歳	26〜30歳	31〜35歳	36〜40歳	41〜45歳	46〜50歳	51〜55歳	56〜60歳	61〜65歳	66〜70歳	71歳〜	計
医師				1			2(1)		3		1(1)		7(2)
薬剤師			1		2				1				4
放射線技師					1			1(1)	2				4(1)
検査技師		1							3(1)				5(1)
理学療法士		1				1		1					3
作業療法士					1								1
精神保健福祉士			1(1)										1(1)
栄養士			1(1)	1(1)									2(2)
看護師		2	1	8	13(1)	6	9(2)	14(3)	14(5)	1(1)	1(1)		69(13)
准看護師				1(1)				2(1)	3(2)				6(4)
看護補助員	1(1)			1(1)		1(1)	2(2)	4(4)	4(2)	5(5)	5(5)	1(1)	24(22)
事務職員				3(3)	2(2)			1	4(2)				10(7)
その他								1	1		1(1)		3(1)
計	1(1)	4	2	13(3)	22(6)	10(3)	14(5)	24(9)	34(12)	6(6)	8(8)	1(1)	139(54)

※うち（　）内は臨時職員数

永康病院建物更新計画（議会説明用）（2016.11.30）

202

　持続可能な医療体制を維持するには看護師を始め、医療職員の新たな採用が必要であった。若い看護師を採用して定年退職をする看護師の減員分を埋め、病棟の閉鎖を防ぐ。さらなる看護師の採用で、医療提供力を上げて患者を集める。看護師の増員により適応される入院基本料を上げ、診療報酬加算を取得し、収益を改善する。残念ながら市立永康病院は、このことと真逆のことを行っていた。

　職員の採用については、自治体病院の経営を所管する総務省自治財政局準公営企業室でもその必要性を認めている。総務省が2017年12月に公表した「地域医療の確保と公立病院改革の推進に関する調査研究会報告書」（筆者も委員となっている）では、図表6－12のように「病院事業の場合、人的投資の増で収益の増を得られる場合があり、必ずしも職員数の削減が妥当ではない（報告書37頁）」と明記している。しかし、残念ながら報告書の内容が全国の自治体の人事担当課や自治体病院の事務

図表6－12　総務省報告書「医療＝人的投資増で収入増を図る」

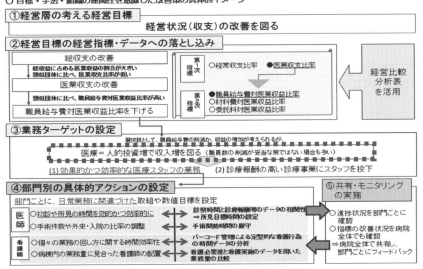

総務省「地域医療の確保と公立病院改革の推進に関する調査研究会報告書」37頁

職に十分伝わっていない。

　2018年12月25日、三豊市の幹部職員向けに「永康病院再生のための提言について」というテーマで話しをさせていただいた。病院の経営を良くするためには投資が必要なこと。そのために職員の採用が必要なこと。ローコストの病院の病院建築に何が必要かについて話しをさせていただいた。職員の採用が重要なポイントになるため、特にお願いをして人事課長を始め人事課の担当者全員に出席をお願いした。講演ではこれまでの定数抑制が病院の衰退を招いており、考えを変えることを求めた。しかし、結果として総務部人事課に筆者の講演はほとんど受け入れられなかった。

19　硬直的な人事政策が病院にどのような影響を与えてきたのか

　前述のように三豊市は、7町が合併した自治体である。合併により事務職員の余剰が生じたため、職員の採用抑制など厳しい定員管理を行ってきた。市役所本体で厳しい定員管理を行っているので、市立永康病院も同様ということで職員採用は徹底的に抑えられてきた。医療の必要から医療技術職員はごく最小限であるが採用を行っていたが、看護師の採用は徹底的に抑制してきた。その結果、前述のとおり51〜60歳台の看護職員が28名に対して、20歳台の看護職員が3名という異常な人事配置の状態を生じさせてしまった。

　とにかく看護師が慢性的に不足しており、入院基本料（看護師の配置数等により決まる）13対1基本料が維持できずに15対1基本料が当たり前の状態になっていた。1人当たりの入院単価は低下し、病院収益をさらに悪化させる結果を招いていた。

　硬直的な職員の採用抑制は病棟に様々な形でしわ寄せを起こしていた。元々市立永康病院は少ない看護師数で病棟運営を行っていたので、病棟間の人事異動がほとんど行われていなかった。一般病床は一般病床、療養病床は療養病床、精神科病床は精神科病床から異動することはほと

んどなかった。異動がなかったため、各病棟では、他の病院では通用しない不合理なローカルルールが蔓延していた。

　異動がないことが原因で、病床利用率も低迷していた。典型は療養病床であった。他の病院の例を見ても、療養病床の病床利用率が最低でも80％台、できれば90％台を確保したい。しかし、市立永康病院の療養病床の病床利用率は2019年度で38.2％であった。病棟には、人工呼吸器の患者は看護師が拒否するなど、重症患者を含めてとにかく患者を受けたくないという雰囲気が強かった。永康病院の方でも問題があった。療養病床の準夜帯（16時〜0時45分）は看護師の不足から1名の配置であった。1名の配置では何か起きた時に対応が難しいので看護師が患者を受けることに難色を示すことも無理からぬことであった。

　さらに、市立永康病院の看護師の勤務体制の問題点として、看護師数の少なさもあって、現在の看護管理で通常行われている「患者受け持ち制（プライマリーナーシング）」ではなく「業務分担制」を取っていた。看護師は与えられた業務を形式的にすれば良く、受け持ち患者のことを考えなくて良く、病棟全体のことも考えない。判断は、病棟を受け持つ医師と看護師長などの責任者が行うことになる。結局、一部の職員に仕事のしわ寄せがいく形になっていた。一般職員は与えられた仕事だけをすれば良いという業務分担制は、病棟内でおかしなローカルルールをはびこらせる結果につながっていた。例えば、電子体温計について定期的に消毒液につけて消毒をするというルールがあった。そんなことをすれば電子機器が壊れるのは当たり前だが、水銀柱の体温計の時代と同じように「消毒」していたのである。その結果、1年間で100本近くの電子体温計が壊れて廃棄していたという。このような理屈のないローカルルールがあちらこちらで運用されていた。

　人員不足から、仕事が集中していた看護師長や主任も夜勤を行わなければならなかった。さらに管理職ということで時間外手当も支給されておらず、労働時間に対しての給与額はとても低かった。これでは役付き職員になろうという看護職員はいない。筆者でも一般職員で働く方が良

いと考える。職員定数の抑制による硬直的人事配置が、このような状況を生んでいることを総務部人事課はまったく把握していなかった。「職員定数」を「神の数字」のように扱い、徹底的に固執した。

20 定数は増えたのに採用はしてはいけないという不条理

職員ヒアリングの結果を踏まえて、市立永康病院でも2020年度の採用に向けた動きを始めた。総務部人事課との話し合いで病院職員の定数20名の増員が認められた。定数増に伴い、図表6−13のように看護師のほかに、精神科作業療法士、介護福祉士、理学療法士、歯科衛生士、管理栄養士、診療情報管理士、言語聴覚士の採用を目指し、公募を行うこととした。病院の新築移転の効果なのか、看護師の募集には14名の応募があった。しかし、採用に当たって総務部人事課からいくつもの注文が出された。まず、看護職員の採用数であるが、三豊市の定員適正化計画の

図表6−13　市立永康病院の職員採用状況

	2020年4月	2020年10月	2021年4月	合計
看護師	10	3	7	20
理学療法士	1			1
放射線技師		1		1
精神科作業療法士	1			1
精神保健福祉士		1		1
介護福祉士	2		1	3
歯科衛生士	1			1
管理栄養士	1			1
診療情報管理士	2			2
言語聴覚士			1	1
医療専門職事務				
メディカルソーシャルワーカー			1	1
合計	18	5	10	33

2019年3月の採用は看護師3名のみ

市立永康病院資料により作成

しばりがあるため、新規の採用者は４名とすることの遵守を求めてきた。

　市立永康病院の現状は、看護師が不足していて13対１の看護単位が維持できずに収益悪化をきたしている状態である。さらに、今後高齢の看護師の大量退職が確実で、病棟の崩壊の可能性が高まっている。そして看護師は全国的に不足している職種で、どこの病院でも採用に苦労している。そのような中で14人の応募があるのに、４名の採用しか認めないというのは、一般人の常識でも理解できない。

　総務部人事課のおかしな要求の原因は「定員適正化計画」に基づくものであった。2019年４月、総務部人事課は「第３次三豊市定員適正化計画の一部見直しについて」を公表した。定員適正化計画は、「2018年度に第２次三豊市総合計画が策定され、重点プロジェクト実施のため定員管理のあり方を変更する必要があることから、計画の一部見直しを行った」ものとされる。計画書の2020年４月１日の職員総数679人を697人とし、計画期間中に職員数は15人減員から３人増員の計画となっている。永康病院については、新病院開院に向けて地域包括ケア病床の開設や医療専門職の雇用による収益改善のため20人の定員増を行うとされていた。しかし、医療職の採用は、一般行政職と同じで退職者の補充を原則としていた。今後、看護師が退職しなければ、新しい看護師は補充できない。さらに、病院の20名の定員増は「病院開設に向けて３年程度で計画的に平準化し採用する方針」とされたため、図表６−14のように、採用計画数は３年間で分配され、2019（平成31）年度は全職種で合わせて８名が「採用枠」とされた。さらに、定年退職により再任用をする看護師については定数に算入するとされた。後述のとおり、これも病院にとって害になるだけで何も理屈のないものであった。2019年度はこれまで永康病院が職員採用を行っていなかった医療職員（８名程度）を採用することを予定していたにもかかわらず、看護師の新規の採用枠はわずか４名程度とされてしまったのである。ほとんど地方自治体において人事課の力は絶対である。病院の事務職員も人事課に対して反論ができず、来年度の看護師の採用を４人に抑えたいという考えを筆者に示したのである。

図表6-14　第3次三豊市定員適正化計画の一部見直し

採用試験年度	平成31年度	平成32年度	平成33年度	小計
派遣関係	5人	5人		10人
保育士等	4人	3人	3人	10人
永康病院	8人	6人	6人	20人
合計	17人	14人	9人	40人

上記採用を年度ごとに適正化計画に上乗せし、採用していくこととします。

三豊市人事課「第3次三豊市定員適正化計画の一部見直しについて」

　市立永康病院の経営再建に知恵を絞っている筆者にとって、三豊市の定員適正化計画は現場の実情を全く考慮せず、机上で決まった意味のないものにしか感じられなかった。そもそも定員適正計画は、職員の採用について退職補充を原則としている。数の多い事務職であれば、退職者の後任を新人が行ってもなんとかなる。しかし、慢性的に看護師不足の病棟の状況で、夜勤をしているベテラン看護師が定年退職した後、新卒の看護師がすぐに夜勤に入れるであろうか。当然できない。研修を行い、病棟の仕事に十分慣れてから夜勤を始めるのが通常だ。中途採用の看護師も仕事に慣れるまで一定の期間の余裕が必要となる。新規採用の看護師を退職者の補充しか認めないと、結局病棟に看護職員の空白が生じて、病棟に残った看護師に負担が生じて、大量退職を招くことになる。2018年12月25日に行った幹部職員講演でも、看護師の定年退職後の他の職員にしわ寄せがいき大量退職を招いた他の自治体病院の例を紹介している。

　定員適正化計画についての総務部人事課の考えを分かりやすく説明するなら、底に穴が空いて沈没寸前の船に、応援を3年間で数人ずつ送るから、船を沈ませずに頑張れ。なお、ベテランの船員が1人辞めれば経験の薄い新人を1人交代させる。交代の機会は同時である。新人の技術の習得については病院で努力しろ。なお、新人のミスの責任は病院やその新人職員が取るから安心して頑張れ、事故が起きた時は総務部人事課は、病院とその職員にきっちりと処罰をする。というようなものであっ

た。職員定数を守るという理由以外には、医療の質や病院経営について何も考えていなかったのが三豊市の定員適正化計画であった。

　筆者は、自治体職員時代、埼玉県庁と出向した北埼玉郡大利根町役場で２回の総合計画を作った「計画屋」である。行政の計画は、様々な要因を考え、地域の問題を解決するバランスの取れたものとすべきという信念がある。病院の存続危機という緊急事態において、「職員定数」という積極的な意味が薄れているものを前提とし、かつ情報の収集と分析が甘く、現場の実情から離れており、筆をなめて作ったような定員適正化計画はまともな行政計画とは考えないし、従うつもりはなかった。

　筆者は、自治体病院を職員定数でしばるのは害ばかりが大きいと考えている。医療や病院経営で必要な分は採用する。当然、繰出し金の範囲内で採用を行う。総務省準公営企業室が示しているように、「病院事業の場合、人的投資の増で収益の増を得られる」のである。しかし、残念ながら三豊市と同様の考えを持つ人事課職員が全国の自治体には多数存在するのが現実である。

　さすがに、このような決定をする三豊市に対して我慢の限度を超えたので、９月26日付けで三豊市の政策アドバイザーについて辞表を提出した。驚いた三豊市は、10月４日に小野英樹副市長（当時）が埼玉県にある筆者の大学の研究室を訪問し、不勉強について謝罪をした。今後、病院職員の採用について総務部人事課は一切口を出さず、経営の範囲内で自由に採用することを約束した。全面的な信用はできないが、三豊市に一定の姿勢が見られたので、辞表は撤回することとした。しかし辞表を撤回したものの、後述のとおり事務職員の職員定数などをめぐり、総務部人事課とたびたび議論となっている。

　2020年４月、市立永康病院は新たに10名の看護師のほか、合計18名の職員を採用した。採用に当たって、永康病院には「必要な数の職員を採用してください。ただし、無理に募集数に合わせて採用しないようにしてください。病院に合わないと考えれば採用をせず募集定員割れとすることも必要です」と伝えた。計画どおり、募集の数を採用するのではな

く、あくまで永康病院の病院職員として適格であると考える職員のみを採用することをお願いした。

　また、万一不適格な職員を採用した時は、地方公務員法第22条は「職員の採用は、全て条件付のものとし、当該職員がその職において６月を勤務し、その間その職務を良好な成績で遂行したときに正式採用になるものとする」と「条件附採用期間」の規程を定めているので、きちんと記録を取った上で、病院の判断としてためらわず正式採用を見送ることをお願いした。市役所の事務職員は、大学の社会科学系学部の卒業予定者が中心で、多くは長期間公務員試験のための勉強をしてきている。そのような人を対象とする試験では募集定員を割った合格者数では、受験者とその家族の納得をえるのは難しい。また、一度採用をしてしまえば、よほどのことがなければ条件附採用期間を過ぎれば正式採用を見送ることは考えられず、正式採用を見送った場合大騒ぎになることが確実である。

　しかし病院の医療職員は基本資格職であり、資格取得のために勉強をしてきているが、それは公務員採用試験のためではない。患者の生命を扱う仕事ゆえに、仕事への適格性は厳しく問われなければならない。万一、適格に欠く人材を採用した場合、患者の生命の危機に直結する。組織として覚悟を決めて正式採用を見送るべきである。医療専門職の採用はそのような性格のものであると考える。幸い2020年４月採用の職員は全員優秀な職員であり、2020年12月現在、正式採用の職員として仕事を継続している。

　2020年７月には2021年度の採用試験が行われたが、看護師のほか、放射線技師、精神保健福祉士、理学療法士、介護福祉士、言語聴覚士、医療専門職事務、メディカルソーシャルワーカーの募集を行った。介護福祉士、言語聴覚士については応募がなく、また医療専門職事務は試験で適格者がおらず、合格者なしとした。看護師は10名の募集に14名の応募があった。最終的に７名を合格とし、３名については採用を前倒しし、10月１日に採用を行うことにした。2020年度内の看護師の新規採用は合計

13名になった。

　通常であれば、職員採用は１回だけであったが、今回は総務部人事課と病院の事務にお願いをして12月に２回目の職員採用試験を行うこととした。看護師のほか、介護福祉士、言語聴覚士、医療専門職事務、メディカルソーシャルワーカーなど、現時点で不足する人材の募集を行った。看護師は４名の募集に対して７名の応募があった。最終的には４名を合格とした。2021年４月には７名の職員が新たに勤務した。新病院開院の2022年春に向けて、2021年度も看護師の積極的な採用を行う予定である。

　医療職の採用は、地域にとって雇用につながる。人口の市外への流出に歯止めをかける要因になる。実際、今回の医療職の採用で県外に出ていた子どもが病院に勤務するために戻ってきた例もあった。病院が収益を上げて持続可能な運営ができれば、さらに職員を雇用できるのである。

21　事務職の職員配置についての不条理

　医療職の採用について総務部人事課は口を出さなくなった。しかし、市役所全体の職員定数に固執している総務部人事課は、2020年３月の新年度の病院事務職人事で問題ある人員配置を行った。図表６−15は2018年度の地方公営企業年鑑に基づく香川県内の自治体病院の病床数・事務職員数・医師数の表である。市立永康病院は199床（現在は157床）で常勤の事務職員は３名しかいない。確かに、同じ県内の自治体病院である綾川町国保陶病院は３名の事務職員で事務を行っているが63床の病院で、院長は全国的にも有名な方で８名の医師が在籍する経営が良好な病院である。病院の新築もない。市立永康病院は、病院の新築のため2019年度に１名、2020年度に１名、合計２名の職員を臨時的措置として配置したのみである。通常病院の新築は、担当の部署をつくって相当数の人数を配置するが当たり前である。これでは、これまで在籍する３名の職員が病院建築の業務のかなりの部分を分担せざる得なくなる。それは、通常の事務の業務をする余裕を失わせることになる。市立永康病院は常

図表6-15　香川県内自治体病院事務職員数

	病床数	事務職員数	平均年齢	医師数
県立中央病院	533	56	46	131
県立丸亀病院	215	18	49	8
県立白鳥病院	150	12	47	15
高松市立みんなの病院	305	38	42	51
高松市立塩江分院	87	4	54	4
坂出市立病院	194	13	43	31
さぬき市民病院	179	18	44	30
三豊市立永康病院	199	3	54	5
綾川町国保陶病院	63	3	50	8
三豊総合病院	482	78	38	82
小豆島中央病院	234	21	40	20

2018年度地方公営企業年鑑より作成

勤事務職の不足を補うため、退職した教育機関経験者を会計年度任用職員として採用し、広報担当として活躍してもらうなどの努力をしているが、常勤事務職の絶対的不足は深刻であった。

　このような状況の中で、三豊市は2020年3月の事務長人事について、財政課長の経験のある事務長が政策部長に転出した後任に、三豊市参与として病院経営のアドバイスをされておられる人材を配置した。定年退職後に市職員となった参与は職員定数の対象外なので、本来の事務職員3名を厳守しつつ、新たに課長補佐を配置するというアイデアであった。新事務長は、元香川大学医学部の事務局長を定年退職されておられ、病院経営に詳しい人材ではあった。しかし、文部科学省所管の国立大学の事務職員であり、地方議会での対応の経験はなかった。結局、新事務長は慣れない市議会での対応に追われ、病院の意思決定が先送りぎみになる、何も決められないという事態に陥った。

本来、病院の新築という市の命運を左右するような課題に対して、普通の自治体であれば事務長に議会対策ができる、最も優秀なエース職員級を配置した上で、多少なりとも余裕を持った事務の人事配置を行うのが通常である（現実はそれでも忙しい）。病院経営では、職員定数を形式的に遵守することで数億円から数十億円単位の損失や得べかりし利益が発生することがある。しかし地方自治体の人事課は役所の奥の院に鎮座して一切責任を取らず、うやうやしく「職員定数」という「神の数字」を守る。このようなおかしなことは三豊市だけでなく、全国の自治体の人事課で当たり前のように行われている。

22　看護部職員の内示問題

　2021年2月末に永康病院を訪問し、看護部長や事務職員と意見交換をしたところ、総務部人事課との関係で、新たな議論の種が存在していることが分かった。それは、看護職員の内示の時期であった。これまでは、看護職員の採用が少なく、病棟間の異動はほとんどなかったので、師長や主任などの役付き職員の異動内示は事務職員と同時の1週間前であった。今まではそれでなんとかなった。しかし、今回は病棟の改革を行うため、新しい師長や主任の人事異動による配置を予定していた。現在の市立永康病院の看護部において師長や主任になるのは罰ゲームみたいなものである。正直、誰もやりたくない。1週間前の異動内示では、内示を行った職員に異動を拒否された時に後任の補充がお手上げになる危険性があった。そもそも、病棟において師長や主任は看護管理のキーマンである。人の命を預かっている仕事なのである。時間をかけて丁寧に引継ぎを行うことが重要である。1週間の慌ただしい中での引継ぎは、引継ぎ漏れや情報伝達のミスの可能性が存在する。それは人の死に直結することもある。さらに言えば、経営改善は待ったなしである。収益改善のために1日でも早い病棟における新体制の始動が重要である。役付き看護職員の内示はできるだけ早い方が、患者にとっても病棟職員にとっ

ても、そして病院経営にとっても望ましかった。少なくとも事務職員と同時の1週間前の内示を行うことで生じるメリットは全くなかった。

　総務部人事課は、病院の事情をまったく知らずにこれまでの慣習で1週間前の内示を病院に強要しようとしていた。「またか」と思いながらも「まあ、知らないから仕方がない」と、意見文を総務部長及び人事課長に対して送付した。なぜ、早期の内示が必要なのかの事実を提示し、人の命を預かっている現場に無理な負担をかけないでほしい。事務職員と同一というルールにこだわるのは全く納得できない。もし、トラブルが起きたら総務部長、人事課長は責任を取る覚悟があるのか。当然、市長、副市長の了解は必要と考える。市長、副市長に内容を伝えた上で判断をいただきたい旨を伝えた。

　幸い、市長、副市長の了解を得て、3月5日（金）に内内示という形で新しい師長・主任に異動内示を伝えることができた。心配された内示拒否もなく、十分な時間を取って引継ぎと新年度に向けた準備を行うことができた。それは結局、患者さんへのケアの向上と職員の仕事のしやすさにつながった。

23　三豊市人事課の人事について理論的に考える

　なぜ、三豊市はこのような仕事を行ったのか。ごく簡単に議論したい。そもそも、全国の多くの自治体で、人事課は「定数増」に抵抗している。ほとんど組織的本能になっている。1981年に発足した第二次臨時行政調査会の活動あたりから半世紀近く、わが国において公務員を増やすということはタブーになってきた。国・地方合わせて公務員の仕事が「人が動くことによってしか価値が生み出せない」ものに変わってきている。そのような時代に人を減らすことはマイナスにしかならない。今回の新型コロナウイルスの蔓延における病院や保健所・衛生研究所の人員不足は、教条的な定数管理、人員抑制がいかに問題かを明らかにした。しかし、全国の人事課は今も「人減らしは正義」という、言わば「人減らし

教」を信仰している。

アメリカの社会学者、ロバート. K. マートンは、官僚主義（ビューロクラシー）の逆機能について体系的に考察し「訓練された無能力（trained incapacity）」という概念を提示している。組織が機能し、効果を発揮するためには、反応の信頼性と規律の厳守が要求される。ある一定の要件には、必ずその行動をすることが大切である。しかし、規則を遵守しすぎると人間は何も考えなくなる。規則の遵守はやがて規則を絶対的なものにしてしまう。規則は一連の目的と関係なきものと考えられるようになる。規則に盲目的に従いすぎると、一般的規則の立案者が予測していない特殊な条件の下では、臨機応変の処置がとれない。「訓練された無能力」という事態に陥るというものである（ロバート. K. マートン「社会理論と社会構造」（1961）みすず書房179頁以下）。総務部人事課は、病院の経営破たんによる三豊市への数十億円の損失、100名近くの雇用の損失の可能性という事態の変化を理解できず、病院経営にとって意味のない「職員定数」にこだわった。

人事課は、財政課と並び地方自治体の中枢に位置するポストである。地方自治体の中での権力は絶大である。地方自治体も優秀な職員を配置する。人事課は役所という狭い世界において無敵の王国を作れる。人事課が勉強をしなければ王国は「愚者の」王国になる。

首長は人事課に何も言えないのかという話になるが、人事や財政などの管理系の職員の存在があって首長は仕事ができる面がある。これらのエリート職員の意向に反して自分の意見を貫き通せる首長は少ない。基本的にお任せになる。

文書主義の行政組織において、人事課職員は人員の増員を要望する各部門職員に対しては、要求調書や不足を資料根拠づけるなどの「資料」を要求する。自らが勉強するのではなく、担当者に資料を作らせる。正直、人事課も人が配置されているわけではなく、情報を集め勉強する余裕はない。

地方自治体においてはよく「人事政策」という言葉が使われる。どの

自治体でも定員抑制をいかに実現するかを踏まえた職員採用が「人事政策」の中心になる。筆者は「人事政策」ではなく、「政策人事」という言葉を人事担当者に提案している。自治体政策の分野で「政策法務」という議論がある。法律・政令等の解釈運用、条例や規則の制定や改正など様々な法務活動を通じて、地域の問題を解決することを意味するようだ。「政策人事」も単なる定数管理の枠を超え、職員の配置によって地域の問題を解決することと定義したい。人を配置することで地域の問題を解決する。自治体病院の職員採用は、「政策人事」の典型であると考えている。

　今回の新型コロナウイルスの蔓延に対して、地方自治体において保健所や衛生研究所の職員の人員不足が問題となった。中曽根内閣の第二次臨時行政調査会から始まった新自由主義的な行政改革（拙著『自治体病院の歴史』425頁〜）の動きの中で、保健所を含めた地域保健行政は継続的に行政改革の対象となってきた（コラム４参照）。地域保健の現場に最低限の人員しか配置してこなかったことが、今回の新型コロナウイルスの蔓延という緊急時における地域保健の現場の機能不全につながった。

　今回の新型コロナウイルスの蔓延に対する地域保健の現場の機能不全は、現場で働いている職員の責任ではない。地域保健の現場の行政改革に関わり、職員を削減してきた人事・財政・行革の担当者の責任というべきである。しかし、今回の新型コロナウイルスの蔓延に対する対応で、現場の人員削減をしてきた人事・財政・行革の担当者が責任を取ったという話は聞かない。皆黙っている。もっとも、筆者もこれまで行政改革の流れに乗って人員の抑制についての発言をしていたことがある。その点で筆者の手も汚れている。心から反省をしたい。

　実は、当の総務部人事課も職員が少ないことによると思われる事務作業のミスを行っている。2019年7月18日の四国新聞は「380万円過払いなど職員賞与算定ミス三豊市、9年分」という見出しの報道を行った。記事の内容は、三豊市が2007年以降に産休を取得した女性職員計71人の

　９年間分の賞与について支給額の算定ミスを行ったというものであった。ミスの内訳は過払いが69人で約383万円、支給額不足が２人で約11万円であった。市は過払い分のうち、約185万円については対象者に謝罪した上で返還を求める方針であり、既に時効が成立している残額と支給額不足分については、対応方法を弁護士と協議しているというものであった。筆者は人や組織がミスを起こすのは仕方がなく、過剰に責めるべきでないと考えている。問題は、人が少ないことで病院の職員定数問題のような質の低い政策判断が行われることである。

　「政策人事」を行うためには、人事課の職員の配置も余裕を持たなければならない。地域の重要課題は何かについてアンテナを立て、自治体にとって必要な人員配置を積極的に行う。人事課が自ら人の配置に動けば自ら根拠付けが必要となる。それだけ人事課職員の徹底的な情報の収集と勉強が必要となる。

　最後に、総務部人事課の名誉のため、良いことを報告したい。2020年に地方自治法の改正で非常勤職員の制度が会計年度任用職員の制度に変更された。同一労働同一賃金の原則から期末手当が支給されることとなったが、多くの自治体が給与について年間の総支給額を変更させないために、毎月の給与を下げたところが多かった。病院だけでなく、公務の現場において会計年度任用職員は重要な戦力である。給与など適切な労働条件が提供されるべきである。他の自治体と違い、三豊市は毎月の給与を下げずに、年間の総支給額を上げた。労働組合の交渉で、三豊市の総務部長は「三豊市は道路の整備の数を減らしても会計年度任用職員の給与を上げる」と発言したと聞いている。少子化による地域人材の不足の時代において、会計年度任用職員に対する総務部人事課の対応は高く評価をする。

　現在の総務部人事課は、人事課長が替わり、自治体病院経営について少しずつ学んできているので、問題のある判断は減ってきている（それでも看護師の内示時期などの間違いを起こす時もあるが）。2021年の事務職の人事異動においては、新たに病院での経験の勤務経験のある事務

長と課長、担当職員が配置され、職員数も増加している。香川大出身の前事務長も、事務長の職は離れたものの病院の御意見番として残られ、活躍されている。病院の移転建替えを踏まえれば当然のことであるが、それでも三豊市本体の人員の不足の中で、病院の事務職員を増員した総務部人事課に対して感謝の意を表したい。

24 大幅な職員採用が病院経営にどのような効果を生じさせたか

　2020年4月に採用された看護職員は、それぞれの病棟に配置された。特に急性期の患者も受ける一般病床に重点的に配置が行われた。10名の職員は新卒の職員も含めてすぐに夜勤に入ることをせず、徐々に仕事に慣れながら夜勤に入っていった。一般病床への看護師の配置が行われたことにより、地域包括ケア病床の稼働に向けた動きが加速し、地域包括ケア病床再編準備ワーキンググループによる試行作業を経て2020年9月に地域包括ケア病床7床が稼働を開始した。2021年2月には5床増えて12床に、旧病院としては最終的に28床とするべく準備を進めている。看護管理も、2020年1月から一般病棟、2021年1月から精神科病床、3月から療養病棟で業務分担制から受け持ち患者制（プライマリーナーシング）に変更された。受け持ち患者制の導入により、患者からの満足度調査も結果が上向いてきているという。

　10月1日には、3名の看護職員が採用になった。他の病院で勤務経験があり、病棟にとって即戦力となった。10月14日には、市立永康病院として初めていうレベルの看護部の人事異動が行われた。従来は、看護師数が不足していたため、病棟を超える人事異動はほとんど行われず、人事異動を行う場合は看護部長が事前に本人に意向を聞いていた。職員の意向に反した異動は行われず、病棟における人事の停滞を生んでいた。今回の異動は看護部長と参与（前看護部長）が職員のキャリアデザインと各病棟の運営を十分考えた案であった。看護師を大量採用し、看護師の配置に多少の余裕ができたことから作成できた異動案であった。

　看護部の人事異動は、職員の集会の後に公表された。職員集会ではまず院長講話、アドバイザーである筆者の話の後に看護部長のプレゼンテーションが行われた。看護部長のプレゼンテーションは、これからの看護部の方向性と今回の人事異動についての自らの考えを示したもので、素晴らしいものであった。筆者は看護部の人事異動の内容については関与せず、その内容も知らなかったが、人事異動に対する職員の反対が起きる可能性があることから、総務部人事課と職員組合に人事異動の意義について事前に説明を行った。前例のない人事異動で職員からの反発が続出するか心配したが、反発した職員はごくわずかであった。それだけ良く練られた人事異動案であったといえる。

　2021年5月には新たに7名の看護職員が採用された。最低限必要な職員数が確保されたことにより、5月より懸案であった療養病床の準夜勤の2人夜勤体制が実現した。いずれにしても看護職員の採用ができなければ医療の質も病院の経営改善も実現できない。これまでの総務部人事課はそのことを理解していなかったのである。

25　看護師増員等による経営改善効果

　看護師の増員等による病院の経営改善の効果はどのようになっているか。図表6－16は入院・外来単価の推移のグラフである。看護職員の増員により、2020年9月に地域包括ケア病床7床、2021年2月に12床に増床したことにより、一般病棟の1日入院単価が2020年8月の24,392円から2021年3月には28,694円に増加している。9月以降はほとんどの月で2019年度月平均の26,478円を上回っている。ちなみに2021年3月の地域包括ケア病床の1日入院単価は38,653円に達している。図表6－17の入院患者数の推移でも8月の897人から2021年3月には1,249人と大幅に増え、2019年度月平均の978人を上回っている。

　療養病棟は、図表6－17のように2019年の月平均563人をほとんどの月が上回っている。精神科病棟は、図表6－16のように、精神科作業療

図表6-16　市立永康病院の入院・外来単価の推移

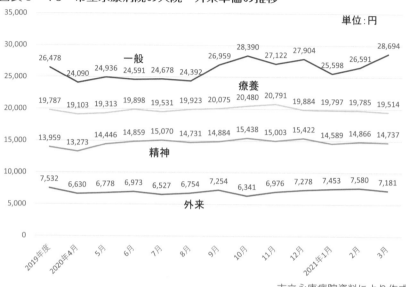

法士の採用による精神科作業療法加算の取得などにより、入院単価が2019年度の13,959円をほとんどの月が上回っている。

　結果として図表6-18の入院・外来収益の推移では、一般病棟は、10月以降の収益は全て2019年度平均月収益の2,590万円を上回っている。2021年3月の収益は3,583万円と2019年度平均を大幅に上回っている。2021年度は現在12床の地域包括ケア病床を26床とするべく準備を進めており、病棟の組織変革も進んできたので、さらなる収益改善が期待できるものと考えている。

　療養病棟は、2019年度の平均1,115万円をほとんどの月で上回って収益が推移している。病棟の変革は2021年度に入って本格化してきており、一般病棟の地域包括ケア病床との連携、患者の受け入れの拡大が進みつつある。今後は、病院全体での患者支援部門の設置準備を進め、地域密着連携会議を開催し、病床利用率の向上に向けた取組の一層の推進を図ることになる。

図表6−17　市立永康病院の入院患者数の推移

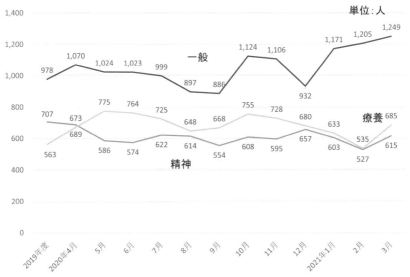

市立永康病院資料により作成

図表6−18　市立永康病院の入院・外来収益の推移

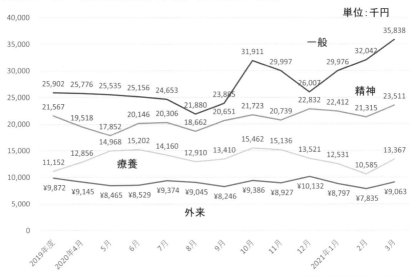

市立永康病院資料により作成

　精神科病棟は、統合失調症の患者の受け入れ減少などから、入院患者は減少傾向にあり、それに伴い、隔月の収益は前年を下回って推移している。そのため、精神科病棟については、次に述べるような抜本的な変革に向けた取組が進められている。

　外来については、新型コロナウイルスの蔓延の影響で外来患者数が減少した影響で、2019年度に比べ減少の傾向となっている。このため、2021年度は外来部門強化チームを設置し、専門外来の開設など外来患者の増加に向けた取組を進める予定である。

　市立永康病院の看護師の硬直的人事が招いた病棟の機能不全は構造的なもので、簡単に解決できるものではない。改善の兆しを見せるまでにかなりの時間がかかってしまった。しかし、各病棟の再建の試みは、確実に成果が出つつあると考える。

26　精神科病棟の再生に向けた取組

　看護師の大量採用による一般病棟、療養病棟の再建は形になりつつあるが、精神科病棟は統合失調症の患者の減少などにより入院患者の減少傾向に歯止めがかかっていない。実際、現在の精神科医1名の体制では急性期の統合失調症の患者の入院を受けることは難しい状況にある。慢性期の統合失調症の患者は民間の精神病院と患者の取り合いになる。高齢化を踏まえて認知症の患者を積極的に受け入れるという選択も考えられるが、同じ三豊市立の病院であり、認知症治療で全国的にも有名な西香川病院と競合してしまう。そのため、現在でも外来に一定の患者が受診している、うつ病などストレス系の患者を一部受け入れるべく検討を進めている。身体を診ることができる総合病院であればこそできる精神科（こころ）の医療があるのではないかと方向性を模索している。2021年4月からは外来の名称について精神科をこころ科に変え、患者の受診の敷居を低くしている。

　2021年度からは病棟師長・主任も替わり、新たな体制となった。大き

な成果を上げた一般病棟の地域包括ケア病床再編準備ワーキンググループと同じように、今回は精神病棟再編準備ワーキンググループを設置し、ストレスケア病床・精神科デイケアの準備、精神科訪問看護などにチームで取り組むこととしている。なお、精神科病棟の看護師の配置については、質の高い精神科医療と収益の改善を目指すために、これまでの15対１から13対１の配置に変更すべく検討が進められている。

　新病院の開設後は精神（こころ）科の病棟は５階の最上階で眺めも良く、多くが個室（個室料は取らない）なので療養環境としても四国で有数のものとなる。

27　経営改善タスクフォース

　2020年11月18日病院内で「経営改善タスクフォース」の発足式が行われた。10月２日に新病院の起工式が行われたことを踏まえ、病院の経営改善に一層取り組むため、これまでのワーキンググループを改変して新たに設置されたものである。実際、これまでの経営不振で病院の手持ち現金は底をつきつつあり、今後新病院の建設に対する起債の返済が予定されている中で、これまで進めてきた経営改善の一層の推進が求められていた。発足式には、三豊市長、三豊市議会議長、三豊市議会副議長、市立病院建設調査特別委員会委員長に臨席していただいた。最初に写真６－７のように三豊市長からタスクフォースの辞令が交付され、市長・来賓からあいさつをいただいた。市長・市議会関係者をお呼びしたのは、三豊市として市立永康病院の経営改善は重要な課題であることを示してもらい、職員に誇りとやる気をもって取り組んでもらうためであった。タスクフォースは、地域連携推進ワーキンググループ（院内・院外・住民）、経営改善ワーキンググループ、業務改善ワーキンググループ、看護部体制強化ワーキンググループ（2021年６月から看護部委員会での活動となる）、精神病棟再編準備ワーキンググループ（新たに設置）などに分かれ、積極的に経営改善に取り組んでいる。

写真6－7　経営改善タスクフォース発足式

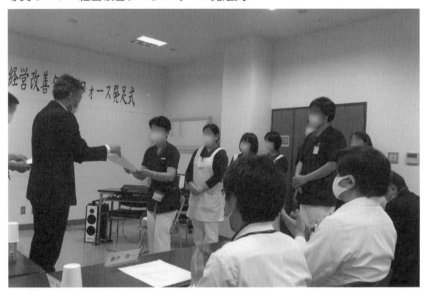

28　医療再生の最後のピースとしての医師招へい

　市立永康病院は、2022年春の新病院への新築移転により、「みとよ市民病院」に名称変更の予定である。病院の新築に伴う経営の再生について可能な限り打てる手は打ってきた。しかし最後まで残ったのが医師の招へいである。若手医師の医師給与を見直すなどの試みはしている。しかし、これまでの市立永康病院のマイナスイメージから大学医局から医師を派遣してもらえない。常勤医師に勤務していただければ、市立永康病院の医療は飛躍的に良くなり、収益も改善できるところまで来ていると考えている。

　これまで述べてきたように、市立永康病院は経営崩壊が確実な状況から一つ一つ再生の道を歩んできた。ここまできたのも職員の皆さんの努力の賜物であると考える。本当に職員の皆さんはまじめに病院の自己変革に取り組んでこられた。心から敬意を表したい。同時に、通常とは手

法の異なるローコストの病院建築や職員の積極的な採用を認めてきた山下昭史三豊市長や三豊市議会の理解があっての結果だと考えている。市立永康病院の医療再生は通常の自治体の常識を超えたものではあるが、これからの自治体病院の経営再生を考える上で一つのモデルになるものと考えている。

　今回の報告はあくまで中間報告であり、新病院が完成し、経営再生が一定の形を示せた際には再び報告をしたいと考えている。希望を持って病院再生の試みを継続していきたい。

おわりに

　筆者にとって、新型コロナウイルスが身近な話になったのは、2020年
2月3日のダイヤモンド・プリンセス号の到着からであったと思う。講
演（まだそのころは対面の講演も行っていた）のため新型コロナウイル
スについて調べていると、新型コロナウイルスなど新興感染症の問題は、
感染症病床の問題であり、それは自治体病院の問題そのものであること
に気づいた。それから1年半以上新型コロナウイルスの問題について
データを追ってきた。

　さらにふり返れば、筆者が新興感染症と自治体病院の関わりについて
意識をしたのは、埼玉県立精神医療センターに勤務していた2003年に遡
る。当時、中国でSARSが発生し、日本でも蔓延する可能性が話題となっ
た。当時、センターには合併症病棟があり、結核患者用に陰圧の病室が
あった。看護師長さんがフル装備の防護服を試着された姿が今でも目に
焼き付いている。看護師長さんの防護服の姿を見て、正直、SARSが蔓
延したら大変だし、わが病院ではとてもではないが対応できないと思っ
た。それから17年が経過し、わが国において新型コロナウイルスが蔓延
して、全国の病院が当たり前のように感染者を受け入れ、防護服を着て
医療を行うことになる。かつて勤務していた埼玉県立精神医療センター
も今回は患者の受け入れをされたと聞いている。現場の力は本当にすご
いと思う。

　新型コロナウイルスのような新興感染症と自治体病院との関係は、『自
治体病院の歴史－住民医療の歩みとこれから』（三輪書店）で、明治以
降の歴史的経緯について押さえていたものの、現在の法制度を含め、感
染症政策については十分押さえていなかった。泥縄であったが、新型コ
ロナウイルスに関する情報や法制度等について、ひたすら情報収集の毎
日であった。

　新型コロナウイルスが蔓延するに従って、新聞等の取材も相次いだ。
感染症病床や病院の経営について行政的な見地から議論できる研究者が

少なかったのが原因のようだ。受ける質問は、筆者の能力を超える場合もあったが、新聞記者の皆さんの取材の情報は、新型コロナウイルスの影響で医療現場に入りにくい私にとってとても勉強になった。

　本書の執筆は、日々状況が変わる新型コロナウイルスの蔓延の拡大に併せて行われた。書いては状況が変わり、追加・修正が必要となった。大変である一方、新しい視点や事実を発見することも多かった。

　これからのわが国の医療が、新型コロナウイルスの蔓延という経験を経て、どのように動いていくのか、まだ読めない状況にある。筆者は、医療制度は人の命を扱っているものなので、いきなり大きく変えると混乱が大きい、漸進的に変えていくべきと考えている。当然、単なる現状維持は、後になり禍根を残すことになる。現状を徹底的に分析し、将来を予測し、より適切な政策を粘り強く実現していくしかない。筆者はよく学生に話しているのであるが、「正義の反対は悪ではなく、もう一つの正義」という言葉である。世の中は絶対的な悪は存在しない。正義と正義が戦っているのが世の中なのである。今回の新型コロナウイルスの蔓延による社会的な混乱は、まさにそれぞれの「正義」がぶつかり、社会全体がより解決の難しい迷路に迷いこんでいった結果であると感じている。そのような中で、迷路から脱出し、より良い結果を導くためには、国民の間で丁寧に対話をし続けるしかないと考えている。

　いつものことであるが、本書を書き上げるために家族の支えは大きかった。家族あっての自分であることを強く思う。また、（株）ぎょうせいには、毎回のことであるが、本の執筆が大幅に遅れて迷惑をおかけした。心からお詫びをしたいと考えている。

　最後に、全国の医療現場の皆様の献身的な仕事に心から敬意を表し、一日も早く新型コロナウイルスの蔓延が収まることを祈り、筆をおくこととする。

≪著者プロフィール≫

伊関友伸（いせきともとし）
城西大学経営学部教授

1987年、埼玉県庁に入庁し、県民部県民総務課、川越土木事務所、出納局出納総務課、大利根町企画財政課（県出向）、総合政策部計画調整課、健康福祉部県立病院課、社会福祉課、県立精神保健総合センターに勤務。
2004年に城西大学経営学部准教授に転じ、現在に至る。研究分野は行政学・地方自治論。博士（福祉経営：日本福祉大学から授与）。総務省「地域医療の確保と公立病院改革の推進に関する調査研究会委員」など、国・自治体の委員等を数多く務める。
著書に、『人口減少・地域消滅時代の自治体病院経営改革』（ぎょうせい）『自治体病院の歴史—住民医療の歩みとこれから』（三輪書店）『まちの病院がなくなる!? 地域医療の崩壊と再生』（時事通信社）など。

新型コロナから再生する自治体病院
～ 成功事例から学ぶ経営改善ノウハウ ～

令和3年11月15日　第1刷発行

著　者　伊関　友伸
発　行　株式会社ぎょうせい

〒136-8575　東京都江東区新木場1-18-11
URL：https://gyosei.jp

フリーコール　0120-953-431
ぎょうせい　お問い合わせ　検索　https://gyosei.jp/inquiry/

〈検印省略〉

印刷　ぎょうせいデジタル株式会社　　　　　　　　　©2021 Printed in Japan
※乱丁・落丁本はお取り替えいたします。

ISBN978-4-324-11052-2
(5108746-00-000)
〔略号：コロナ病院〕